■ 옮긴이(가나다 순)

김민호 영산대학교 동양무예학과 교수
김성현 러스크 분당병원 재활의학과 과장
김용수 신성대학 물리치료과 교수
김효철 원광디지털대학교 한방미용예술학과 교수
박형기 마산대학 물리치료과 교수
성기석 경희대학교 대체요법과정 주임교수
송운하 양산대학교 재활스포츠의학과 겸임교수
엄기매 여주대학 물리치료과 교수
이한준 울산대학교 체육학부 교수
정연옥 동원대학 휘트니스건강관리과 교수

목차

항상 곁에 두고 찾아보는...

스포츠 노트

현장 및 임상 검사 지침서

역자 김성현 외

Always at your side...

Sport Notes

Field & Clinical Examination Guide

Dawn Gulick

- ✔ 응급 상황
- ✔ 피부질환
- ✔ 특수 검사 도해
- ✔ 테이핑 및 감기 테크닉
- ✔ 초음파, 전기자극 및 기타 물리치료
- ✔ 장비 착용
- ✔ 경기 전 신체검사
- ✔ 섭식 장애 증후 및 증상
- ✔ 근육성 및 체성 전이 양상
- ✔ 척추 보드 테크닉 도해

영 문 출 판 사

헌정(Dedication)

나는 내 삶에 있어 가장 큰 동기를 주는 내 딸 Colleen에게 이 "스포츠 노트" 매뉴얼을 바친다. 그녀로 인해 인생에서 진정 중요한 것들의 가치를 알게 되었다. 부모가 되는 것은 얼마나 멋진 모험인가! 뛰어난 운동선수이자, 학자이자, 인격체로서 그녀는 인생의 놀라운 일들을 성취할 동기와 열정을 지녔다. 나의 모든 프로젝트에 있어 사랑과 지지를 아끼지 않은 내 딸에게 감사한다. 사랑한다, 딸아!

감사의 글(Acknowledgment)

저자는 이 매뉴얼의 사진에 사용된 테이프를 비롯한 여러 장비를 사용하게 해 준 Mueller Sports Medicine에 감사를 표한다. 이들의 협조는 스포츠 의학에서 테이핑과 감기 과정을 실제적으로 묘사하는 데 있어 중요한 역할을 하였다.

역자 서문

일반인의 스포츠에 대한 참여가 늘면서 스포츠로 인한 부상 또한 빈번하게 발생하고 있다. 이러한 부상을 이해하고 적절하게 치료하며, 나아가 예방하기 위해서는 스포츠의학에 대한 지식이 필수적이다.

이 책은 스포츠 손상에 관한 검사 및 응급처치, 적절한 장비의 착용뿐만 아니라 위궤양, 탈장 등의 흔한 내/외과적 질환과 피부질환에 관해서도 간략하게 정리해 놓은 책이다. 방대한 내용을 간결하게 요약하였고, 그림을 통해 이해를 돕고 있어 운동선수나 물리치료사, 트레이너, 의사를 포함하여 스포츠 관련 분야에 종사하는 사람이면 누구나 간편하게 참고할 수 있는 지침서로 널리 활용되기를 바란다.

끝으로 본서 번역에 힘써주신 영문출판사 편집실 선생님들과 박병조 사장님께 감사의 말씀을 전한다.

스포츠 노트

현장 및 임상 검사 지침서

역자 김성현 외

Sport Notes

Field & Clinical Examination Guide

Dawn Gulick, PT, PhD, ATC, CSCS

영 문 출 판 사

Sport Notes

Field & Clinical Examination Guide

by Dawn Gulick, PT, PhD, ATC, CSCS

스포츠노트

현장 및 임상 검사 지침서

2010년 5월 24일 초판인쇄
2010년 5월 28일 초판발행

지은이 : Dawn Gulick, PT, PhD, ATC, CSCS
옮긴이 : 김 성 현외
발행인 : 박 병 조
발행처 : 도서출판 영문출판사
등 록 : 1987년 12월 21일 제2-419호
주 소 : 서울시 강남구 삼성동 69-1
전 화 : (02)514-5590, 776-5590
팩 스 : (02)756-8943
E-mail : yeongmunsa@empal.com
정 가 : 14,000 원
ISBN 978-89-7224-230-7 93510

• 파본은 교환해 드립니다.

내과적 선별검사

신체 평가

질문 항목:	Yes	No
1. 입원한 적이 있는가?		
2. 수술을 받은 적이 있는가?		
3. 약물을 복용하고 있는가?		
4. 영양 보조제를 복용하고 있는가?		
5. 알레르기(음식, 곤충, 약물, 꽃가루)가 있는가?		
6. 어지럽거나 쓰러진 적이 있는가?		
7. 가슴통증을 경험한 적이 있는가?		
8. 심잡음이 있는가?		
9. 가족 중에서 50세 이전에 갑작스럽게 죽은 사람이 있는가?		
10. 뇌진탕을 경험하거나 쓰러지거나 의식을 잃은 적이 있는가?		
11. 경련/발작을 경험한 적이 있는가?		
12. 팔신경얼기 손상을 경험한 적이 있는가?		
13. 천식이 있는가?		
14. 피부 문제가 있는가?		
15. 당뇨가 있는가?		
16. 뼈가 골절된 적이 있는가?		
17. 렌즈를 착용하는가?		
18. 치아 보철물을 착용하고 있는가?		
19. 스포츠에 참가하기 위해 특별한 장비를 착용하고 있는가?		
20. 5년 이내에 파상풍 주사를 맞은 적이 있는가?		
21. 코피가 나는가?		
22. 두통이 있는가?		
23. 여성: 월경 주기가 규칙적인가?		

Source: Anderson MK, Hall SJ & Martin M (2000); Lillegard WA, Burcher JD & Rucker KS(1999).

정상 신체 활력 징후와 이에 영향을 미치는 병적 상태

나이	유아	아동	청소년	성인 및 노인	증가하는 상태:	감소하는 상태:
체온 (T)	98.2℉	98.6℉	98.6℉	98.6℉	감염, 운동, 혈당 상승	혈색소치 감소, 진통제, 혈당치 감소, 노화
심박수 (HR)	80–180	75–140	50–100	60–100	감염, 혈색소치 감소, 혈당치 감소, 불안, 빈혈, 통증, 저칼륨혈증, 운동	마약성 진통제, 급성 심근경색, 고칼륨혈증
호흡수 (RR)	30–50	20–40	15–22	10–20	감염, 혈색소치 감소, 혈당치 증가, 불안, 통증, 급성심근경색, 천식, 운동	마약성 진통제
수축기 혈압 (SBP)	73	90	115	<130	혈당치 상승, 심장동맥질환, 불안, 통증, 운동 (수축기 혈압만)	혈색소치 감소, 저칼륨혈증, 마약성 진통제, 급성심근경색, 빈혈
이완기 혈압 (DBP)	55	57	70	<85		

스포츠의 분류				
접촉성		비접촉성		
충돌	제한된 충격	심한 강도	중등도 강도	약한 강도
복싱	야구	에어로빅 댄스	배드민턴	양궁
필드 하키	농구	조정	컬링	볼링
풋볼	싸이클링	원반던지기	요트	크리켓
아이스하키	치어리더 응원	창던지기	탁구	골프
라크로스	다이빙	달리기		사격
무술	마술	포환던지기		
로데오	펜싱	스피드 스케이트		
럭비	체조	수영		
축구	핸드볼	테니스		
수중 폴로	높이뛰기	역도		
레슬링	장대 높이뛰기			
	스케이트			
	스키			
	소프트볼			
	스쿼시			
	배구			

Source: Sports Medicine Secrets & NJ Dept of Education Athletic Pre-Participation Physical Examination (2005); Lillegard WA, Butcher JD, & Rucker KS (1999).

경쟁 스포츠의 참가 권고					
	접촉성		비접촉		
	충돌	제한된 충격	심한 강도	중등도 강도	약한 강도
천식	가능	가능	가능	가능	가능
고리중쇠 불안정성	불가능	불가능	제한 1	가능	가능
급성 질환	개별 평가	개별 평가	개별 평가	개별 평가	개별 평가
심염	불가능	불가능	불가능	불가능	불가능
뇌진탕	개별 평가	개별 평가	개별 평가	개별 평가	개별 평가
조절되는 발작	가능	가능	가능	가능	가능
조절되지 않는 발작	개별 평가	개별 평가	제한 2	개별 평가	제한 3
고혈압-경증	가능	가능	가능	가능	가능
고혈압-중등도/중증	개별 평가	개별 평가	개별 평가	개별 평가	개별 평가
선천성 심질환	개별 평가	개별 평가	개별 평가	개별 평가	개별 평가
눈-소실/기능 소실	개별 평가	개별 평가	개별 평가	개별 평가	개별 평가

(계속)

경쟁 스포츠의 참가 권고

	접촉성		비접촉		
	충돌	제한된 충격	심한 강도	중등도 강도	약한 강도
콩팥-1개 소실	불가능	가능	가능	가능	가능
간-비대	불가능	불가능	가능	가능	가능
난소-1개 소실	가능	가능	가능	가능	가능
겸상 적혈구 체질	가능	가능	가능	가능	가능
피부 병변	제한 4	제한 4	가능	가능	가능
지라-비대	불가능	불가능	불가능	불가능	불가능
고환-소실/ 정류	가능 -보호대 착용	가능 -보호대 착용	가능	가능	가능

제한 1 = 수영 – 접영, 평형, 다이빙 금지
제한 2 = 수영, 다이빙, 역도 금지
제한 3 = 양궁, 사격 금지
제한 4 = 체조, 무술, 레슬링 금지

Source: Committee on Sports Medicine: Pediatrics (1988).

체성분 분석을 위한 피부 주름 측정

안내지침:

- 모든 측정은 신체의 같은 측면에서 시행한다.
- 엄지와 검지 손가락 사이로 피부와 피하 지방 2층을 포함하도록 피부 주름을 집는다.
- 계측기는 손가락에서 1 cm 떨어진 곳에 피부에 수직으로 놓는다.
- 계측기를 놓고 1~2초 내에 수치를 읽는다.
- 각 부위별로 3번 측정하되 돌려서 잰다.
- 1~2 mm 이상 차이가 생기면 다시 측정한다.
- 3번 측정의 평균치로 계산한다.

피부 주름 부위 및 기술	도해
가슴 대각 주름; 앞쪽겨드랑선과 젖꼭지 사이 중간 지점 (남성), 1/3 지점 (여성)	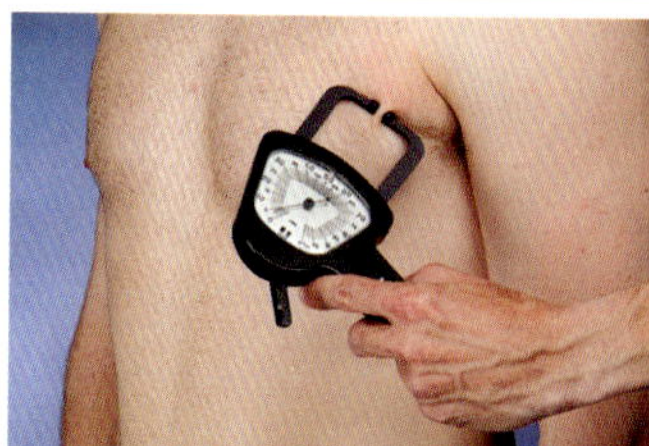
배 수직 주름; 배꼽의 2 cm 측면	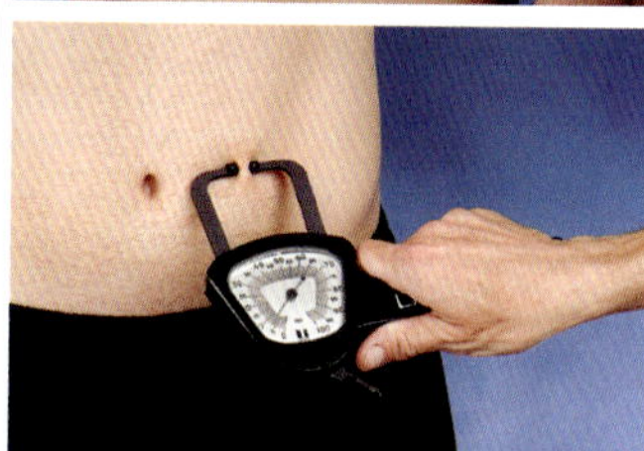

피부 주름 부위 및 기술	도해
위엉덩뼈 대각 주름; 엉덩뼈능선의 직상방 앞쪽겨드랑선	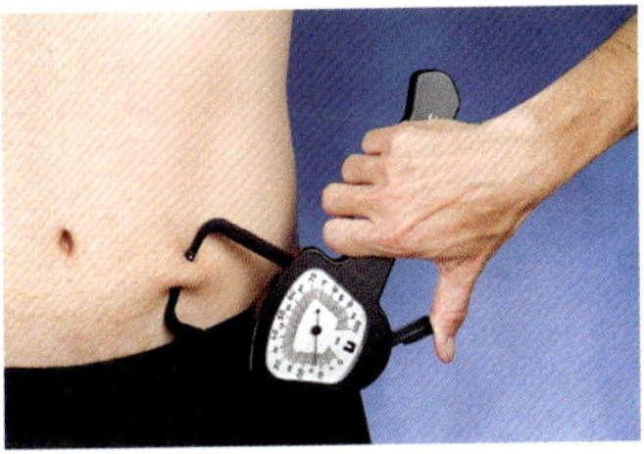
위팔세갈래근 수직 주름; 봉우리와 팔꿈치머리돌기 사이 뒤쪽 위팔의 중간 지점 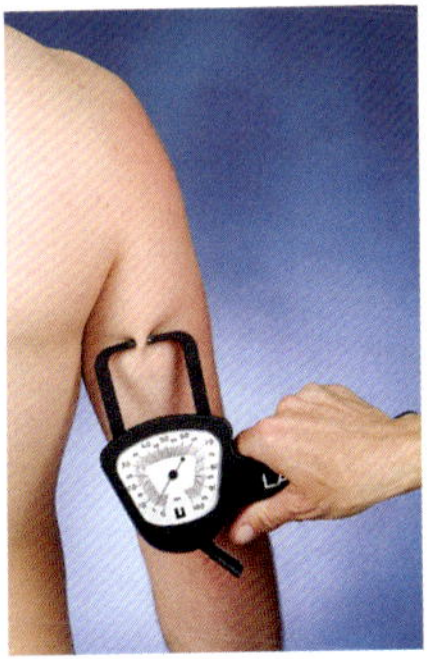	**넙다리** 수직 주름; 샅고랑과 무릎뼈 사이 중간 지점의 앞쪽 넙다리 중앙선 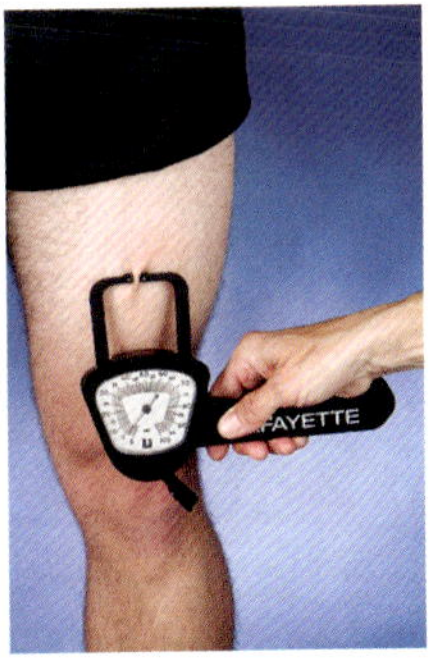

Source: Anderson MK, Hall SJ, & Martin M (2000); Jackson AS & Pollock ML (2004).

남성	
가슴	
배	
넙다리	
총계	
% 체지방	

여성	
위팔세갈래근	
위엉덩뼈	
넙다리뼈	
총계	
% 체지방	

여성 (나이)									
피부 주름 총합 (mm)	<22	23-27	28-32	33-37	38-42	43-47	48-52	53-57	>58
23-25	9.7	9.9	10.2	10.4	10.7	10.9	11.2	11.4	11.7
26-28	11.0	11.2	11.5	11.7	12.0	12.3	12.5	12.7	13.0
29-31	12.3	12.5	12.8	13.0	13.3	13.5	13.8	14.0	14.3
32-34	13.6	13.8	14.0	14.3	14.5	14.8	15.0	15.3	15.5
35-37	14.8	15.0	15.6	15.5	15.8	16.0	16.3	16.5	16.8
38-40	16.0	16.3	16.5	16.7	17.0	17.2	17.5	17.7	18.0
41-43	17.2	17.4	17.7	17.9	18.2	18.4	18.7	18.9	19.2
44-46	18.3	18.6	18.8	19.1	19.3	19.6	19.8	20.1	20.3
47-49	19.5	19.7	20.0	20.2	20.5	20.7	21.0	21.2	21.5
50-52	20.6	20.8	21.2	21.3	21.6	21.8	22.1	22.3	22.6
53-55	21.7	21.9	22.1	22.4	22.6	22.9	23.1	23.4	23.6
56-58	22.7	23.0	23.2	23.4	23.7	23.9	24.2	24.4	24.7
59-61	23.7	24.0	24.2	24.5	24.7	25.0	25.2	25.5	25.7
62-64	24.7	25.0	25.2	25.5	25.7	26.0	26.7	26.4	26.7
65-67	25.7	25.9	26.2	26.4	26.7	26.9	27.2	27.4	27.7
68-70	26.7	26.9	27.1	27.4	27.6	27.9	28.1	28.4	28.6

(계속)

여성 (나이) – *계속*									
피부 주름 총합 (mm)	<22	23–27	28–32	33–37	38–42	43–47	48–52	53–57	>58
71–73	27.5	27.8	28.0	28.3	28.5	28.8	29.0	29.3	29.5
74–76	28.4	28.7	28.9	29.2	29.4	29.7	29.9	30.2	30.4
77–79	29.3	29.5	29.8	30.0	30.3	30.5	30.8	31.0	31.3
80–82	30.1	30.4	30.6	30.9	31.1	31.4	31.6	31.9	32.1
83–85	30.9	31.2	31.4	31.7	31.9	32.2	32.4	32.7	32.9
86–88	31.7	32.0	32.2	32.5	32.7	32.9	33.2	33.4	33.7
89–91	32.5	32.7	33.0	33.2	33.5	33.7	33.9	34.2	34.4
92–94	33.2	33.4	33.7	33.9	34.2	34.4	34.7	34.9	35.2
95–97	33.9	34.1	34.4	34.6	34.9	35.1	35.4	35.6	35.9
98–100	34.6	34.8	35.1	35.3	35.5	35.8	36.0	36.3	36.5
101–103	35.3	35.4	35.7	35.9	36.2	36.4	36.7	36.9	37.2
104–106	35.8	36.1	36.3	36.6	36.8	37.1	37.3	37.5	37.8
107–109	36.4	36.7	36.9	37.1	37.4	37.6	37.9	38.1	38.4
110–112	37.0	37.2	37.5	37.7	38.0	38.2	38.5	38.7	38.9
113–115	37.5	37.8	38.0	38.2	38.5	38.7	39.0	39.2	39.5
116–118	38.0	38.3	38.5	38.8	39.0	39.3	39.5	39.7	40.0

(계속)

여성 (나이) – *계속*									
피부 주름 총합 (mm)	<22	23–27	28–32	33–37	38–42	43–47	48–52	53–57	>58
119–121	38.5	38.7	39.0	39.2	39.5	39.7	40.0	40.2	40.5
122–124	39.0	39.2	39.4	39.7	39.9	40.2	40.4	40.7	40.9
125–127	39.4	39.6	39.9	40.1	40.4	40.6	40.9	41.1	41.4
128–130	39.8	40.0	40.3	40.5	40.8	41.0	41.5	41.5	41.8

남성 (나이)									
피부 주름 총합 (mm)	<22	23–27	28–32	33–37	38–42	43–47	48–52	53–57	>58
23–25	9.7	9.9	10.2	10.4	10.7	10.9	11.2	11.4	11.7
8–10	1.3	1.8	2.3	2.9	3.4	3.9	4.5	5.0	5.5
11–13	2.2	2.8	3.3	3.9	4.4	4.9	5.5	6.0	6.5
14–16	3.2	3.8	4.3	4.8	5.4	5.9	6.4	7.0	7.5
17–19	4.2	4.7	5.3	5.8	6.3	6.9	7.4	8.0	8.5
20–22	5.1	5.7	6.2	6.8	7.3	7.9	8.4	8.9	9.5
23–25	6.1	6.6	7.2	7.7	8.3	8.8	9.4	9.9	10.5
26–28	7.0	7.6	8.1	8.7	9.2	9.8	10.3	10.9	11.4

(계속)

남성 (나이) – *계속*									
피부 주름 총합 (mm)	<22	23–27	28–32	33–37	38–42	43–47	48–52	53–57	>58
29–31	8.0	8.5	9.1	9.6	10.2	10.7	11.3	11.8	12.4
32–34	8.9	9.4	10.0	10.5	11.1	11.6	12.2	12.8	13.3
35–37	9.8	10.4	10.9	11.5	12.0	12.6	13.1	13.7	14.3
38–40	10.7	11.3	11.8	12.4	12.9	13.5	14.1	14.6	15.2
41–43	11.6	12.2	12.7	13.3	13.8	14.4	15.0	15.5	16.1
44–46	12.5	13.1	13.6	14.2	14.7	15.3	15.9	16.4	17.0
47–49	13.4	13.9	14.5	15.1	15.6	16.2	16.8	17.3	17.9
50–52	14.3	14.8	15.4	15.9	16.5	17.1	17.6	18.2	18.8
53–55	15.1	15.7	16.2	16.8	17.4	17.9	18.5	19.1	19.7
56–58	16.0	16.5	17.1	17.7	18.2	18.8	19.4	20.0	20.5
59–61	16.9	17.4	17.9	18.5	19.1	19.7	20.2	20.8	21.4
62–64	17.6	18.2	18.8	19.4	19.9	20.5	21.1	21.7	22.2
65–67	18.5	19.0	19.6	20.2	20.8	21.3	21.9	22.5	23.1
68–70	19.3	19.9	20.4	21.0	21.6	22.2	22.7	23.3	23.9
71–73	20.1	20.7	21.2	21.8	22.4	23.0	23.6	24.1	24.7
74–76	20.9	21.5	22.0	22.6	23.2	23.8	24.4	25.0	25.5

(계속)

남성 (나이) – 계속									
피부 주름 총합 (mm)	<22	23–27	28–32	33–37	38–42	43–47	48–52	53–57	>58
77–79	21.7	22.2	22.8	23.4	24.0	24.6	25.2	25.8	26.3
80–82	22.4	23.0	23.6	24.2	24.8	25.4	25.9	26.5	27.1
83–85	23.2	23.8	24.4	25.0	25.5	26.1	26.7	27.3	27.9
86–88	24.0	24.5	25.1	25.7	26.3	26.9	27.5	28.1	28.7
89–91	24.7	25.3	25.9	26.5	27.1	27.6	28.2	28.8	29.4
92–94	25.4	26.0	26.6	27.2	27.8	28.4	29.0	29.6	30.2
95–97	26.1	26.7	27.3	27.9	28.5	29.1	29.7	30.3	30.9
98–100	26.9	27.4	28.0	28.6	29.2	29.8	30.4	31.0	31.6
101–103	27.5	28.1	28.7	29.3	29.9	30.5	31.1	31.7	32.3
104–106	28.2	28.8	29.4	30.0	30.6	31.2	31.8	32.4	33.0
107–109	28.9	29.5	30.1	30.7	31.3	31.9	32.5	33.1	33.7
110–112	29.6	30.2	30.8	31.4	32.0	32.6	33.2	33.8	34.4
113–115	30.2	30.8	31.4	32.0	32.6	33.2	33.8	34.5	35.1
116–118	30.9	31.5	32.1	32.7	33.3	33.9	34.5	35.1	35.7
119–121	31.5	32.1	32.7	33.3	33.9	34.5	35.1	35.7	36.4
122–124	32.1	32.7	33.3	33.9	34.5	35.1	35.8	36.4	37.0
125–127	32.7	33.3	33.9	34.5	35.1	35.8	36.4	37.0	37.6

체지방 비율의 정상치

	일반인		운동선수	
20~30대	**남성**	**여성**	**남성**	**여성**
저체중	<12	<17	<7	<12
적정 체중	12–21	17–28	7–15	12–25
중등도 과체중	21–26	28–3		
과체중	>26	>33	>15	>25
30~40대	**남성**	**여성**	**남성**	**여성**
저체중	<14	<19	<9	<14
적정 체중	14–23	19–30	9–17	14–27
중등도 과체중	23–28	30–35		
과체중	>28	>35	>17	>27
40~50대	**남성**	**여성**	**남성**	**여성**
저체중	<16	<21	<11	<16
적정 체중	16–25	21–32	11–19	16–29
중등도 과체중	25–30	32–37		
과체중	>30	>37	>19	>29
50~60대	**남성**	**여성**	**남성**	**여성**
저체중	<18	<23	<13	<18
적정 체중	18–27	23–34	13–21	18–31
중등도 과체중	27–33	35–40		
과체중	>33	>40	>21	>31

우울증의 증후 및 증상

- 슬픔; 자주/특별한 이유 없이 울음
- 죄책감, 무력감, 절망
- 자살 사고
- 수면 장애

- 피로 또는 에너지 감소; 무감증
- 식욕 소실; 체중 감소/증가
- 집중, 회상, 의사 결정의 어려움
- 양극성 장애 (조증-우울증) - 10대 후반에 가장 호발하며 성비는 동일하고 유전적 성향이 강함. 신경전달물질의 이상에 기인할 수 있음

단백 동화 스테로이드 남용의 증후 및 증상

- 불안 및 흥통
- 고밀도 지단백질 감소 및 저밀도 지단백질 증가
- 혈압
- 단기간 동안 체중 증가 (2~3주 동안 10~15 파운드)
- 얼굴, 가슴, 등 윗부분의 여드름
- 주사 자극
- 흔한 혈종
- 말초 부종
- 급작스러운 기분 변화 및 분노 ("로이드 레이지")
- 성장판 닫힘
- 황달
- 탈모증
- 종양 및 암
- 여성: 이상 체모, 목소리 낮아짐, 불규칙한 월경
- 남성: 여성형 유방

마판 증후군

- 지나치게 긴 팔, 다리, 손가락, 발가락 (하지가 상지보다 김)
- 이마뼈 돌출을 동반한 긴 머리뼈
- 척주뒤옆굽음증
- 오목가슴
- 마른; (피하지방)
- 관절 과신전성
- 심장 판막 결손 = 심잡음

- 대동맥류 박리 빈도 증가
- 탈장 빈도 증가
- 수면 무호흡
- 수정체 이탈; 근시
- "엄지 징후" = 엄지를 손바닥쪽으로 모으고 손가락을 엄지위로 굽힘; 엄지가 5번째 손가락을 넘어서면 양성
- "손목 검사" = 엄지와 5번째 손가락을 반대편 손목을 감쌈; 두 손가락이 겹치면 양성

Source: Anderson MK, Hall SJ, & Martin M (2000).

섭식 장애

거식증		폭식증
• 최소 체중 미만 • 체질량지수(BMI) < 18	체중	• 흔한 체중 변화 • 비만일 수 있음
• 자주 굶음 • 스스로 구토 유발 • 과도한 운동 • 이뇨제	습관	• 폭식 • 스스로 구토 유발 • 지사제, 이뇨제 • 과도한 운동 • 과식과 굶는 것을 교대로 시행
• 살 찌는 것에 대한 두려움 • 수척할 때도 살 쪘다고 느낌	신체 이미지	• 살 찌는 것에 대한 두려움 • 왜곡된 신체 이미지
• 우울함 • 사회적 철퇴 • 불면증 • 강박행동 • 완벽주의 • 환경 지배	사회성	• 우울함 • 낮은 자존심 • 강박행동

계속

섭식 장애-*계속*

거식증		폭식증
• 무월경 • 느린맥 • 저혈압 • 부정맥 • 마른 피부, 치아 우식증, 빈혈, 스트레스성 골절, 골다공증, 부서지기 쉬운 손발톱/모발 • 저혈당 • 추위에 민감 • 성욕 감퇴 • 솜털	신체 증상	• 치아 에나멜 부식, 입술 측면의 갈라짐 • Russell 징후 = 구토 유발로 인한 외상으로 손허리손가락관절의 병변/굳은살 • 침샘의 비대 (줄다람쥐 양상의 안면) • 위약 및 피로, 경련 • 부정맥, 느린맥 • 고혈압 • 저혈당 • 객혈 • 스트레스성 골절

Source: Boissonnault WG (2005); Anderson MK, Hall SJ, & Martin M (2000); Sundgot-Borgen J (2002).

보행 도구 규격 측정

워커

- 선 자세에서, 워커의 꼭대기가 큰돌기 또는 손목의 자쪽 붓돌기 위치에 이르도록 높이를 조절
- 운동선수가 설 수 없다면 누워서 측정함

목발

- 선 자세에서, 목발의 끝부분을 각 발의 전방 및 바깥쪽으로 4~6인치 떨어진 곳에 위치
- 목발의 겨드랑 패드가 겨드랑의 2~3 손가락 넓이 아래에 위치하도록 높이를 조절
- 운동선수가 설 수 없다면 누워서 측정함
- 팔꿈치가 25~30° 굽혀지도록 손의 그립을 조절

지팡이

- 선 자세에서, 지팡이를 다리의 옆에 위치
- 지팡의의 꼭대기가 큰돌기 또는 손목의 자쪽 붓돌기 위치에 이르도록 높이를 조절
- 운동선수가 설 수 없다면 누워서 측정함

보행 패턴

4점: 2개의 지팡이 또는 목발

순서: 우측 지팡이/목발, 좌측 하지, 좌측 지팡이/목발, 우측 하지

3점 : 워커 또는 1개의 지팡이/목발

순서: 기구, 환측 하지, 건측 하지

2점 : 1개의 지팡이 또는 목발

순서: 기구와 환측 하지, 건측 하지

2점 : 2개의 지팡이 또는 목발

순서: 우측 지팡이/목발과 좌측 하지, 좌측 지팡이/목발과 우측 하지

보행 전략

계단 또는 연석 올라가기

- 난간이 있다면, 보조 기구를 난간의 반대쪽에 위치
- 건측 하지를 디딤
- 환측 하지를 디딤
- 보조 기구를 끌어올림

계단 또는 연석 내려가기

- 난간이 있다면, 보조 기구를 난간의 반대쪽에 위치
- 다음으로 보조 기구를 내림
- 환측 하지를 디딤
- 건측 하지를 디딤

마우스 가드

표준 규격 측정

- 적절한 크기의 마우스가드로 시작, 예) 청소년, 성인
- 고리로 마우스가드를 잡고 끓는 물에 20~30초 담금
- 물이 마르도록 하고 위쪽 치아에 마우스가드를 위치
- 씹거나 아래 치아가 마우스가드에 닿지 **않도록 함**
- 혀를 입천장에 놓고 15~20초 동안 가능한 세게 빨아당김
- 차가운 물에 마우스가드를 헹굼
- 결함이 있는지 확인; 필요하면 깍아내고 재가열은 **금지**

Source: Anderson MK (2002).

교정기

- 교정기를 한 운동선수는 위, 아래 치아를 모두 덮는 마우스가드를 맞춰야 함

헬멧

목표: 머리의 모든 부분에 꼭 맞도록 함. 머리/얼굴 및 헬멧 패드 사이에 어떤 공간도 존재해서는 안 됨

착용

- 적정 크기: 눈썹의 1인치 위 머리 둘레를 측정
- 제조사의 규격에 근거해서 적절한 크기의 헬멧을 선택
- 엄지 및 다른 손가락을 귀 구멍에 놓고 헬멧을 옆으로 벌림
- 헬멧을 머리 위로 직접 위치
- 헬멧을 뒤로 기울이고 다시 앞으로 돌려 제 위치로 놓음
- 필요하면 공기 주머니를 팽창시킴; 운동선수가 참여하는 대기 온도에서 헬멧을 팽창시킴

정렬

- 머리는 게임의 상황과 유사하게 길고 축축해야 함
- 헬멧은 뒷통수 융기의 뒷면 모양을 맞춰서 머리를 편안하게 잡아야 함
- 귀 구멍은 귀와 잘 정렬되어야 함
  - 귀 구멍이 너무 높으면 헬멧은 너무 작거나 과팽창된 것임
  - 귀 구멍이 너무 낮으면 헬멧은 너무 크거나 저팽창된 것임
- 헬멧은 눈썹의 1인치 위에 위치해야 함
  - 1인치를 넘으면 헬멧이 너무 작은 것임
  - 1인치가 안 되면 헬멧이 너무 큰 것임
- 마스크는 선수의 코에서 2~3 손가락 넓이 떨어져야 함
- 마스크는 운동선수의 시야를 방해해서는 안 됨
  - 마스크가 너무 높게 위치하면 헬멧이 너무 작은 것임
  - 마스크가 너무 낮게 위치하면 헬멧이 너무 큰 것임
- 패드가 얼굴에 잘 맞는지 확인
- 턱끈은 헬멧의 양측에서 같은 거리에 있어야 함

검사

- 헬멧의 꼭대기를 강하게 눌렀을 때 헬멧이 눈 위로 이동하거나 콧등에 닿아서는 안 됨
- 헬멧은 양 측면으로는 약간만 돌아가야 함
    - 옆으로 헬멧을 움직일 때, 코는 안면마스크의 중앙에 위치해야 함
- 헬멧이 앞/뒤로 움직여서는 안 됨
    - 운동선수가 머리 뒤에서 깍지 끼고 헬멧을 앞으로 밈; 헬멧과 이마의 간격이 손가락 1개 넓이보다 커서는 안 됨
- 시야 확인: 운동선수는 180°의 주변 시야 및 75°의 상,하 시야를 지녀야 함
- 1분 동안 헬멧을 착용한 뒤 이마의 색을 확인. 접촉 부위는 붉을 수 있지만 흰색이면 헬멧이 너무 꽉 조이는 것임.

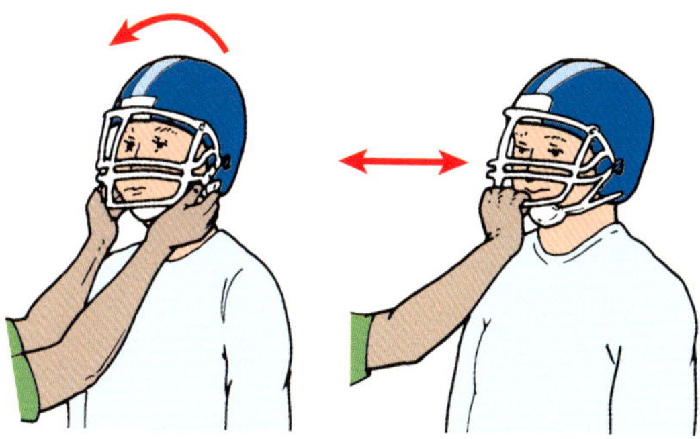

Source: Anderson MK, Hall SJ, & Martin M (2000); Sports Medicine Secrets (2005); Football Foundation (2006); Arnheim DD (1989).

목 보호대

- 팔신경얼기 손상의 병력을 지니거나 예방을 원하는 운동 선수에서 사용 권고
- 두껍고, 딱딱한 패드가 목의 기저부에 고정되어 목뼈 중간 부위의 움직임을 억제함
- 목이 굽혀질 때 목뼈의 축부하는 감소하지 않음

어깨 패드

목표: 가슴, 등 상부, 어깨를 완충 및 보호

종류

- **평면** = 쿼터백 및 리시버(어깨 보호 감소, 어깨 움직임 증가)
- **캔틸레버형** = 라인맨 및 라인백커(어깨 보호 증가, 어깨 움직임 감소)

크기 측정

- 유두 라인에서 가슴 둘레를 측정
- 운동선수의 포지션에 따라 패드를 선택
- 해부학적 정렬을 확인하기 위해 셔츠를 벗고 측정
- 어깨에 패드를 대고 끈 아래로 손가락 2개가 들어가지 않도록 모든 끈을 단단히 맴
- 레이스는 가슴뼈 및 척추 위로 위치
- 봉우리빗장관절, 빗장뼈 전체 및 세모근이 완전히 덮여야 함
- 어깨뼈, 마름근 및 등세모근 전체가 덮여야 함
- 내부 패딩은 어깨 끝과 수직으로 정렬해야 함
- 패드가 움직이면 안 됨
- 목 부위는 팔을 벌릴 때 눌려서는 안 됨

Source: Anderson MK (2002).

엉덩관절 패드

목표: 엉덩뼈능선, 큰돌기 및 꼬리뼈를 완충 및 보호

크기 측정

- 패드가 미끄러져 내려가면 안 되며, 그렇게 되면 엉덩뼈능선의 보호가 감소하여 엉덩뼈능선 좌상의 위험이 증가함

응급 상황 - 의료인에 의한 심폐소생술

업무	영아 (<1세)	소아 (1세~청소년)	성인 (청소년기 이후)
응급의료체계	목격하지 않은 경우: 심폐소생술을 5회 시행하고 119를 부름 목격한 경우: 즉시 119를 부름		즉시 부름
기도	고개를 숙이고 턱을 들어올림 (목 손상의 의심되면 하악 견인법 시행)		
호흡(초기)	초당 2회 호흡		
기도 폐쇄	등을 치고 가슴 압박	배 압박	
호흡 소생	3~5초 마다 1회 호흡		5~6초 마다 1회 호흡
혈액 순환 확인	위팔 또는 넙다리	목 또는 넙다리	목
압박 부위	젖꼭지 선 바로 아래	젖꼭지 사이 (가슴의 중앙)	
압박 기술	손가락 2개 또는 엄지 2개로 가슴을 에워싸듯이	한 손바닥 끝으로	다른 손을 위에 놓고 손바닥 끝으로
압박 깊이	가슴 두께의 1/3 ~1/2		$1\frac{1}{2}$~2인치
압박: 환기	1명의 구조사 = 30:2 2명의 구조사 = 15:2		30:2

계속

업무	영아 (<1세)	소아 (1세~청소년)	성인 (청소년기 이후)
자동 전기 제세동기	권고되지 않음	목격하지 않은 경우: 심폐소생술 5회 시행 후 소아 패드를 사용 목격한 경우: 가능한한 빨리 자동 전기 제세동기를 사용	쇼크에 빠지기 전에 심폐소생술을 5회 시행

주의: 구조사가 2명이 가능하다면 한 명이 심폐소생술을 시작하는 동안 다른 한 명은 119를 부른다.

Source: AHA (2005).

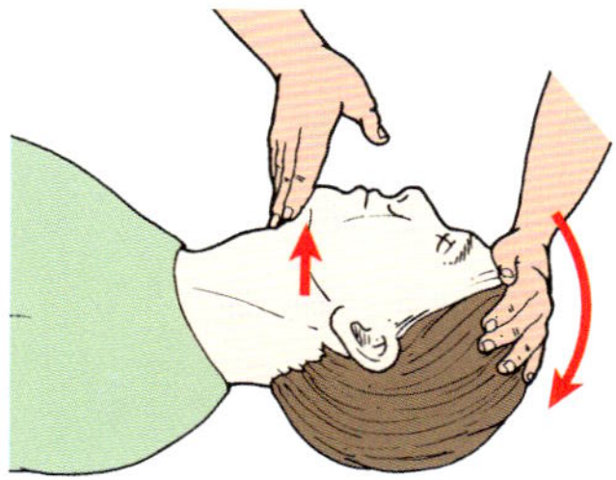

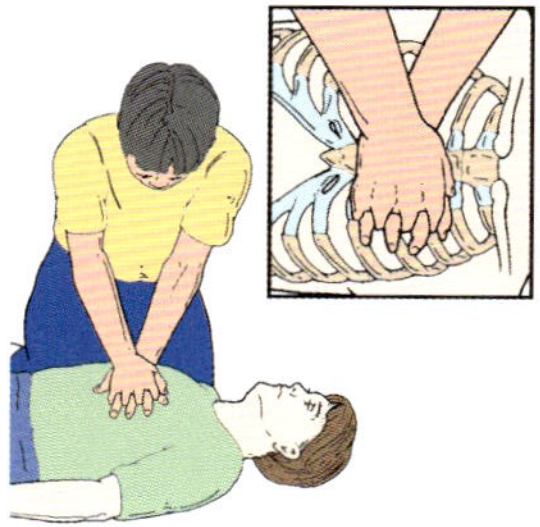

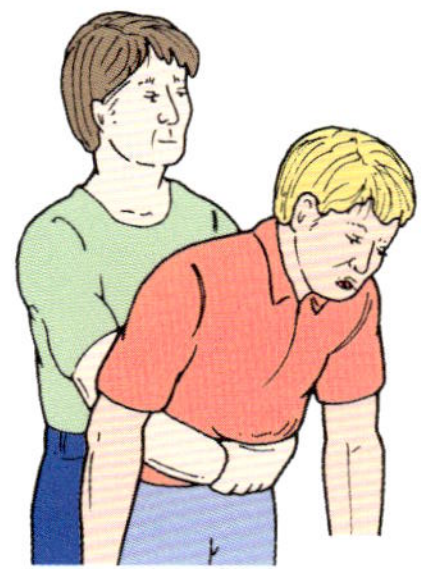

응급 상황 - 외상

척추 손상이 의심될 때

- 운동선수의 의식 수준, 기도, 호흡, 혈액 순환 및 신경학적 상태를 평가; 의식이 없고 누워 있다면, 가위를 코 아래 놓고 호흡을 평가함 (호흡을 한다면 가위에 서리가 껴야 함)
- 기도를 확도하고 유지하는 데 필수적이지 않다면, 운동선수를 움직이지 **않도록 함**
- 호흡 상태와는 상관없이 안면 마스크는 즉시 제거해야 함
  - 집게손가락을 헬멧 귀 구멍에 놓고 머리와 목을 안정화함
  - 귀 구멍 근처 나사를 풀거나 클립을 잘라서 안면 마스크를 벗기도록 함
- 헬멧과 턱끈은 다음의 상황이 아니면 가만히 놔둬야 함:
  - 헬멧과 턱끈이 머리를 안전하게 지탱하지 못할 때
  - 안면 마스크가 1~2분 내에 제거되지 못할 때
  - 이동 시 헬멧이 부동을 방해할 때
- 헬멧이 제거된다면
  - 1명의 의료진이 뒤통수 바닥과 위턱을 꽉 잡아 전체 과정 동안 머리를 안정화시켜야 함
  - 또다른 의료진은:
    - 턱끈을 풀지 **말고** 잘라야 함
    - 공기 패드에 공기를 제거해야 함
    - 볼 패드와 헬멧 사이에 설압자 2개를 밀어넣어 볼 패드를 제거해야 함; 설압자를 돌려서 패드를 품
    - 헬멧을 앞으로 기울여 뒤통수를 먼저 빼고 헬멧을 밀면서 머리에서 제거
    - 헬멧의 측면을 벌리는 것은 이마와 뒤통수를 조일 수 있으므로 **금지**
    - 어깨 패드는 중앙 끈을 잘라서 제거
    - 강성 목 보조기를 착용
- 선수의 맥박이 측정되지 않으면, 심폐소생술을 시행할 수 있도록 저지 스웨터와 어깨 패드를 잘라서 가슴 가운데까지 노출함

- 외상성 뇌손상을 시사하는 자세
  - 대뇌제거경직: 머리를 당기고 모든 사지는 폄
  - 겉질제거경직: 하지는 펴지고, 상지는 팔꿈치와 손목이 굽혀지고 주먹을 꽉 쥠

Source; Inter-Association Task Force, http://www.acsm.org/AM/Template.cfm?Section=Search&section=Original_Articles&template=CM/ContentDisplay.cfm&ContentFileD=329.

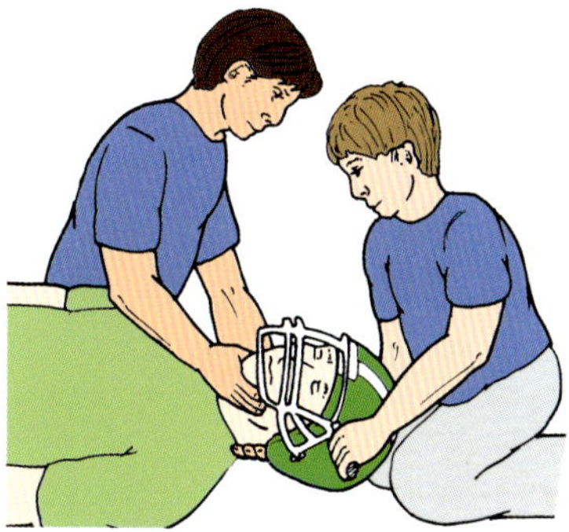

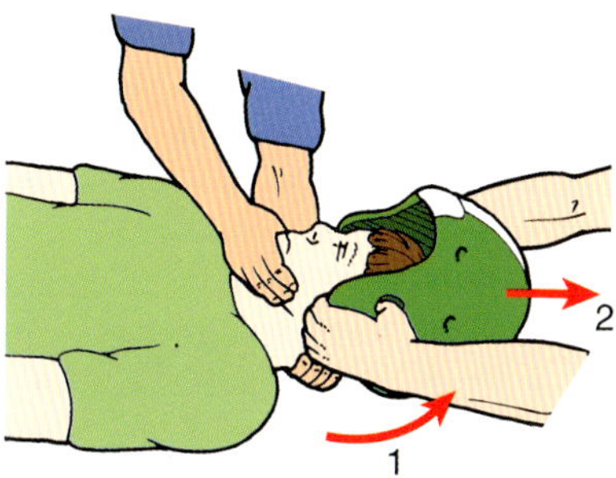

척추 보드 테크닉

들기 절차 (권고)

- 7명 이상이 필요함
- 의료진이 다음의 자리에 위치:
  - 머리 (1)
  - 어깨 및 상체 (2)
  - 몸통 및 허벅지 (2)
  - 무릎 및 다리 (1-2)
  - 척추 보드 (1)
- 머리와 목을 안정화
- 척추 보드를 선수의 발에 위치
- 3을 셀 때 선수를 들어올림

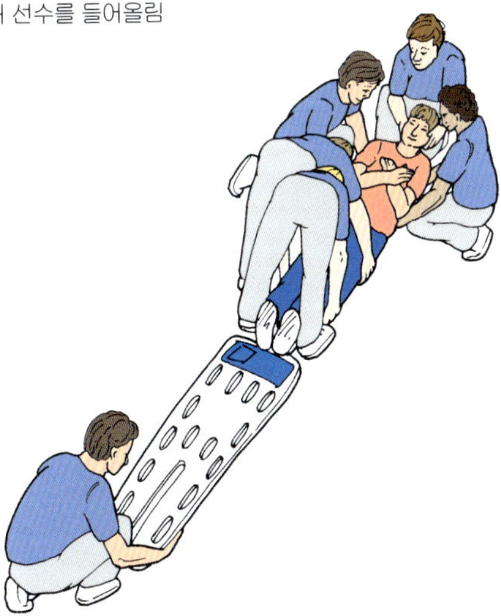

- 척추 보드를 제 위치로 밀어 넣음
- 3을 셀 때 선수를 내려놓음
- 머리 끈을 먼저 단단히 매어 안정화시키고 다른 끈을 단단히 맴
- 의료진은 모두 같은 방향을 보도록 함; 안쪽은 발을 바닥에 대고, 바깥쪽은 무릎을 바닥에 댐
- 3을 셀 때 척추 보드를 들어올림
- 3을 셀 때 척추 보드를 앰뷸런스로 이동함

전동화 척추 보드

- 2~3명이 필요함
- 의료진이 다음의 자리에 위치:
  - 머리 (1)
  - 척추 보드 (1–2)
- 선수의 옆에 무릎 꿇고 앉아 머리와 목을 안정화시킴
- 척추 보드를 선수의 머리에 위치
- 머리를 1/4~1/2인치 들어서 전동 척추 보드 앞에 있는 롤러가 들어갈 수 있도록 함
- 전동 척추 보드의 전원을 켜고 척추 보드가 선수의 아래로 들어가는 것을 주시
- 머리 끈을 먼저 단단히 매어 안정화시키고 다른 끈을 단단히 맴
- 의료진은 모두 같은 방향을 보도록 함; 안쪽은 발을 바닥에 대고, 바깥쪽은 무릎을 바닥에 댐
- 3을 셀 때 척추 보드를 들어올림
- 3을 셀 때 척추 보드를 앰뷸런스로 이동함

굴리기 절차

- 5~6명이 필요함
- 의료진이 다음의 자리에 위치:
  - 머리 (1)
  - 어깨 및 상체 (1)
  - 몸통 및 허벅지 (1)
  - 무릎 및 다리 (1)
  - 척추 보드 (1)
- 머리와 목을 안정화시킴
- 척추 보드를 선수의 옆에 위치
- 3을 셀 때, 선수를 옆으로 굴림

- 척추 보드를 제 위치로 밀어 넣음
- 3을 셀 때, 선수를 척추 보드 위로 굴림
- 머리 끝을 먼저 단단히 매어 안정화시키고 다른 끝을 단단히 맴
- 의료진은 모두 같은 방향을 보도록 함; 안쪽은 발을 바닥에 대고, 바깥쪽은 무릎을 바닥에 댐
- 3을 셀 때 척추 보드를 들어올림
- 3을 셀 때 척추 보드를 앰뷸런스로 이동함

Source: almquist J (2006); Swartz EE, Nowak J, Shirley C, & Decoster LC (2005); http://www.uwosh.edu/phys_ed/athtrain/program.

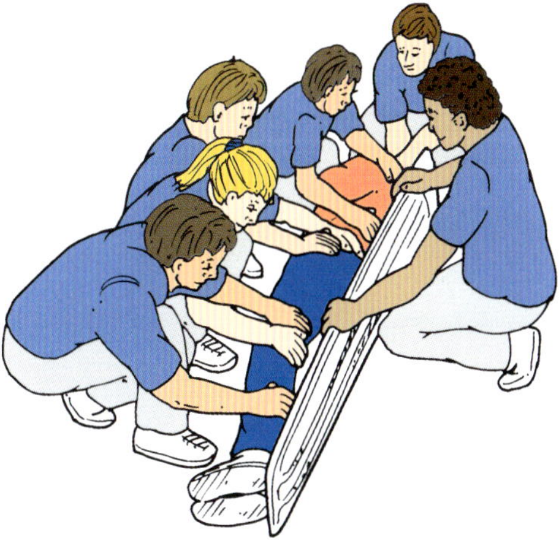

공기가슴증의 증후 및 증상

- 갑작스러운, 날까로운 가슴통증
- 숨가쁨 및 호흡곤란
- 비대칭적 가슴 움직임
- 가슴이 답답함
- 머리가 멍함
- 호흡음 감소 또는 소실
- 혈압 감소
- 빠른맥
- 청색증

Source: Anderson MK, Hall SJ & Martin M (2000).

눈 손상의 적색 경보

- 갑작스런 시력 소실
- 양측성 동공 확대
- 비대칭적 동공
- 비정상 또는 통증을 동반한 눈 움직임
- 너구리 눈 (눈 주위 멍)
- 눈 출혈
- 광선공포증
- 부유물, 섬광, 또는 "커튼이 눈위로 떨어짐" (망막 박리)
- 콘택트 렌즈의 손상 또는 이탈로 제거되지 못할 경우
- 가려움, 작열감, 눈물 증가 (유행성 결막염)

Source: Anderson MK, Hall SJ & Martin M (2000); Rodriguez JO, Lavina AM Agarwal A(2003).

눈 안 이물질의 치료

- 필요한 경우, 면봉으로 위 눈꺼풀을 뒤집음
- 멸균 세척 용액을 사용하며 습윤한 멸균 면봉으로 이물질을 제거함
- 이물질이 제거되지 않으면 진료 의뢰함

Source: Rodriguez JO, Lavina AM & Agarwal A (2003).

치아 탈구에 대한 응급 처치

운동선수	치아
■ 멸균 장갑을 착용 ■ 멸균 거즈로 압박해서 출혈을 조절 ■ 입을 식염수로 헹굼 ■ 이빨을 소켓에 다시 넣음 ■ 거즈를 부드럽게 물어서 제 위치에 유지하거나 선수의 마우스가드를 사용하여 위치를 유지 ■ 즉시 치과 의사에 진료 의뢰함	■ 크라운으로 치아를 고정 ■ 치아를 문지르지 말 것 ■ 우유 또는 식염수로 치아를 헹굼 (수돗물이나 식수를 사용하면 치주 인대 세포에 손상이 가해질 수 있으므로 **금지**) ■ 치아를 소켓에 다시 넣음 ■ 소켓에 넣을 수 없다면 우유, 식염수에 담금

- 치아를 30분 이내에 소켓에 놓을 수 있으면 임플란트의 성공 가능성은 90%임
- 2시간 이상 경과할 경우 성공율은 5%까지 떨어짐

Source: Anderson MK, Hall SJ & Martin M (2000); Lillegard WA, Butcher JD & Rucker KS (1999).

뇌신경

신경	기능	검사
I. 후각신경	후각	눈을 감은 채 냄새를 확인
II. 시각신경	시각	한쪽 눈을 가리고 말초 시력 검사
III. 눈돌림신경	눈 움직임 및 홍채 반사	말초 시력, 눈 차트, 동공 반사
IV. 도르래신경	눈 움직임	눈의 모음 및 내림 검사
V. 삼차신경	얼굴 감각 및 저작	얼굴 감각, 이빨 앙 다물기
VI. 가돌림신경	눈 움직임	눈을 중심선을 지나도록 벌림 검사
VII. 얼굴신경	얼굴 근육 및 미각	눈을 감고 웃음; 다양한 맛을 감지–단맛, 신맛, 짠맛, 쓴맛
VIII. 속귀신경	청각 및 균형	듣기; 양발을 붙이고 5초간 눈을 뜨기/감기
IX. 혀인두신경	삼킴, 음성, 구역반사	삼킴 및 “아” 소리내기
X. 미주신경	삼킴, 음성, 구역반사	설압자를 사용하여 구역반사 유발
XI. 척수더부신경	목빗근 및 등세모근	목의 돌림 및 옆으로 기울이기; 어깨 으쓱하기
XII. 혀밑신경	혀의 움직임	혀 내밀기 (측면 편향을 관찰)

피부절

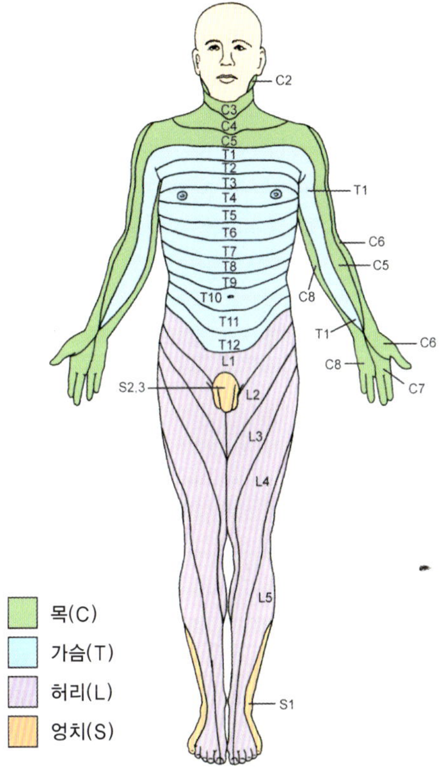

Source: Taber' s cyclopedic Medical dictionary (2005).

신경 근육 관계

운동 분절	신경근	근육분절	피부분절	반사
뒤통수–C1	C1	Ø	머리뼈 위쪽	Ø
C1–2	C2	목 굽힘: 머리곧은근, 목빗근	관자, 이마, 뒷통수	Ø
C2–3	C3	목 가쪽굽힘: 등세모근, 머리널판근	뺨, 목	Ø
C3–4	C4	어깨 올림: 어깨올림근, 등세모근	빗장뼈와 어깨뼈 위쪽	Ø
C4–5	C5	어깨 벌림: 세모근, 가시위근/가시아래근, 위팔두갈래근	위팔뼈 앞부분: 어깨에서 제1손가락 바닥까지	위팔두갈래근
C5–6	C6	팔꿈치 굽힘/손목 폄: 위팔두갈래근, 긴노쪽손목폄근, 짧은노쪽손목폄근, 뒤침근	위팔 앞쪽에서 아래팔 가쪽, 제 1, 2 손가락	위팔노근
C6–7	C7	팔꿈치 폄/손목 굽힘: 위팔세갈래근, 자쪽손목굽힘근, 노쪽손목굽힘근	가쪽 아래팔, 제2, 3, 4 손가락	위팔세갈래근
C7–T1	C8	엄지손가락 폄/자쪽 편향: 긴엄지폄근, 짧은엄지폄근, 자쪽손목굽힘근, 자쪽손목폄근	팔의 안쪽과 아래팔에서 제 4, 5 손가락	위팔세갈래근

계속

신경 근육 관계 – *계속*

운동 분절	신경근	근육분절	피부분절	반사
T1–2	T1	Ø	아래팔 안쪽에서 제 5손가락 바닥까지	Ø
T2–3	T2	Ø	가슴근 및 어깨뼈 가운데에서 팔과 팔꿈치 안쪽까지	Ø
T3–5	T3–5	Ø	위쪽 가슴	Ø
T5–7	T5–7	Ø	갈비뼈 변연부	Ø
T8–12	T8–12	Ø	배 및 허리 부위	Ø
T12–L1	L1	엉덩근	큰돌기 뒤쪽과 샅고랑	Ø
L1–2	L2	허리근, 엉덩근과 모음근	허벅지 가운데 뒤에서 무릎까지	고환올림근
L2–3	L3	넙다리네갈래근	엉덩이 위와 뒤에서 허벅지 앞과 무릎까지	모음근

계속

신경 근육 관계 – *계속*

운동 분절	신경근	근육분절	피부분절	반사
T1–2	T1	Ø	아래팔 안쪽에서 제 5손가락 바닥까지	Ø
L3–4	L4	앞정강근	엉덩이 안쪽에서 허벅지 가쪽과 엄지발가락까지	무릎
L4–5	L5	긴엄지폄근	허벅지 가쪽, 뒤쪽, 발등, 제 1,2,3 발가락	뒤정강근과 안쪽 넙다리뒤근육
L5–S2	S1–2	볼기근, 넙다리뒤근육, 종아리근, 장딴지–가자미근	허벅지 뒤쪽과 다리, 발과 발뒷꿈치의 가쪽	아킬레스힘줄
S2–3	S3	Ø	샅고랑, 허벅지 안쪽에서 무릎까지	Ø
S3–4	S4	방광과 곧창(직장)	음부 및 성기 부위	Ø

내장 기관 지배 및 전이 양상

지배 분절	내장 기관	전이 양상
C3-5	가로막	목뼈 및 어깨 앞쪽
T1-5	심장	목 앞쪽, 가슴, 좌측 상지
T3/4-6/7	식도	복장밑 및 위쪽 가슴
T5-6	폐	등뼈
T6-8	지라	좌측 어깨 및 팔 상부 1/3
T6-10	위	윗배, 등뼈
	담도	윗배, 등뼈 중앙부
T7-10	쓸개	오른윗배, 우측 등뼈
	간	우측 등뼈 및 우측 어깨
T5/6-10/11	이자	윗배, 아래쪽 등뼈 및 위쪽 허리뼈
T7-10	작은창자	등뼈 중앙부 및 배꼽
T10-11	고환/난소	아랫배 및 엉치뼈
T10-12	막창자꼬리	오른아랫배, 배꼽
T10-L1	콩팥	갈비뼈척추각 위뒤쪽, 옆구리로 전이
T10-L1 S2-4	자궁 전립선	허리엉치 및 등허리 접합부, 엉치뼈, 고환, 등허리 접합부
T11-L1	방광	엉치뼈 끝, 두덩뼈 위쪽 및 허벅지 위쪽
T11-L1	대장	아랫배, 허리뼈
T11-L2 S2-4	요관	갈비뼈척추각, 샅고랑, 두덩뼈 위쪽 및 허벅지 안쪽

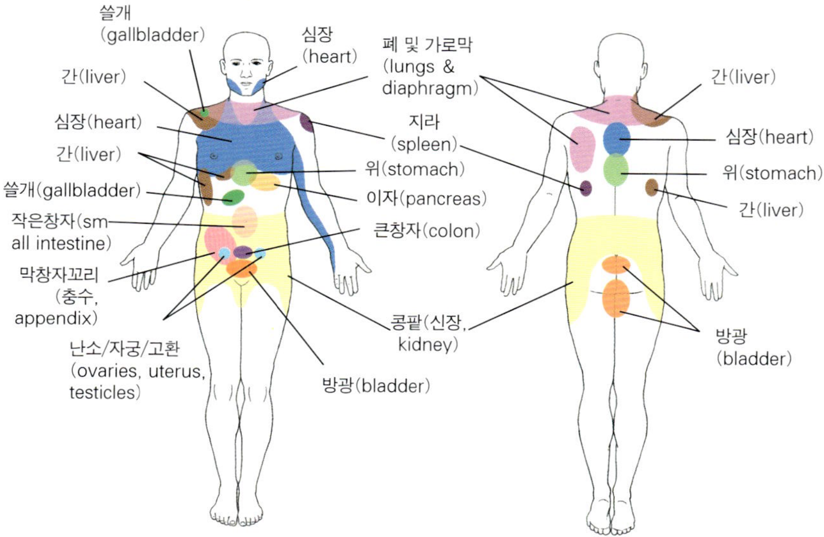

Source: Gulick DT (2006).

내장 기관 도해

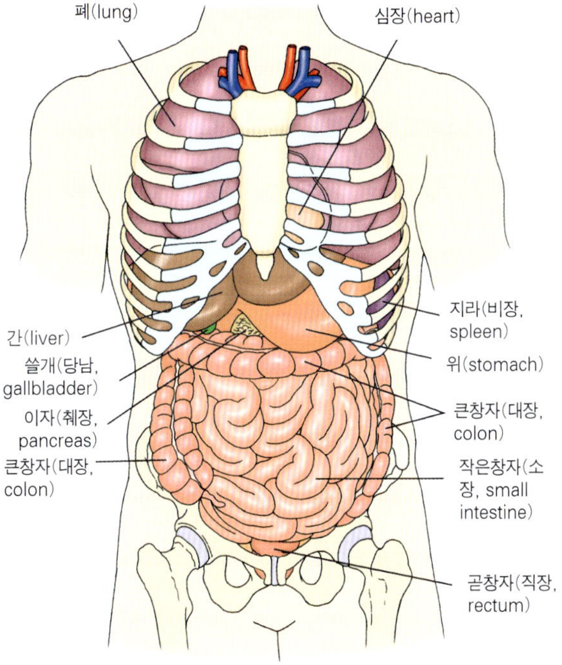

Source: Gulick DT (2006).

내장 기관 촉진

Blumberg 징후 (내장 기관 질환에 의한 반사성 압통)

- 누운 상태에서 통증 부위에서 떨어진 곳에 손을 배에 수직으로 놓기
- 천천히 깊숙이 누르고 잠시 머물렀다가 빠르게 손을 들어올림
- 적색 경보: 놓을 때 통증 시 양성, 통증이 없으면 음성

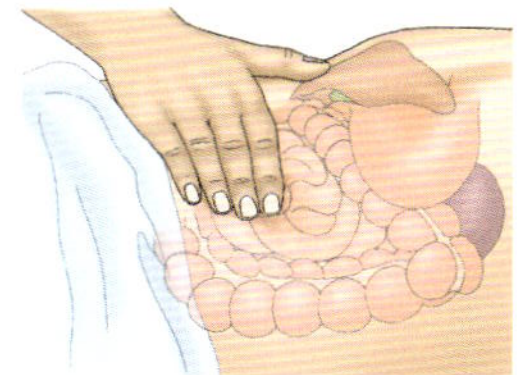

쓸개에 대한 Murphy' s 징후

- 갈비뼈 바로 아래 우측 배곧은근에 손가락을 놓음
- 환자로 하여금 심호흡을 시킴
- 적색 경보: 갑작스러운 통증 및 배 근육 긴장도 증가로 흡기를 멈추는 경우 쓸개의 병변을 시사함

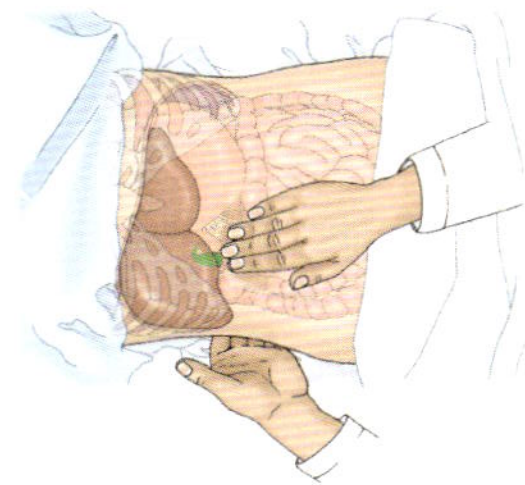

지라(비장)

- 누운 상태에서 우측에 서서 환자 갈비뼈의 중앙-겨드랑 선상에 좌측 손을 위치
- 우측 손은 좌측 갈비뼈 가장자리에 위치(손가락은 좌측 어깨를 향하도록)
- 안으로, 위로 누름
- 환자로 하여금 복식 호흡을 하게 하면 지라의 끝 부분이 손가락에 닿음
- 적색 경보: 증상의 재현; 지라가 촉진된다면 아마도 커져있을 것임

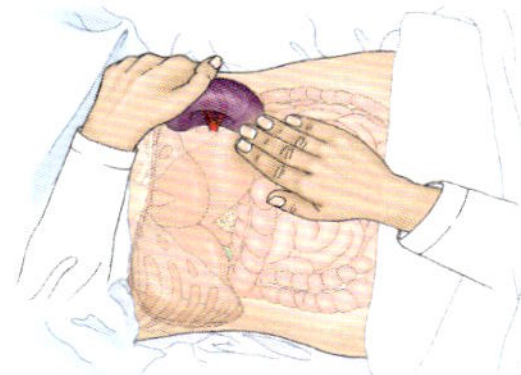

지라에 대한 Kehr 징후

- 누운 상태에서 발을 침상에서 올림 (Trendelenburg 자세)
- 적색 경보: 배안 혈액이나 다른 자극제의 존재는 다리를 올리고, 수 분 후에 심한 좌측 어깨 통증을 유발할 수 있음

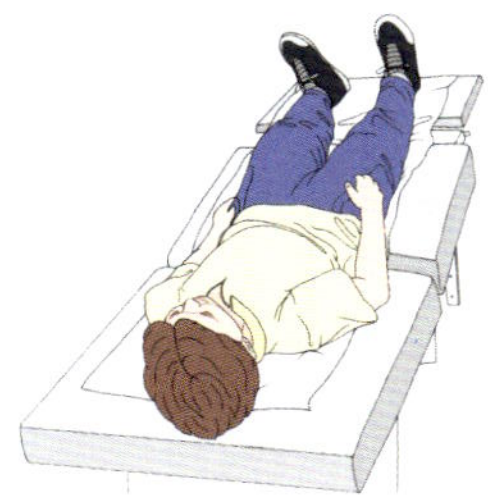

간 촉진

- 누운 상태에서 좌측 손을 환자의 11번째, 12번째 갈비뼈와 평행하게 놓고 위로 들어올림
- 우측 손은 갈비뼈 가장자리, 배곧은근 우측에 놓고, (손가락은 빗장뼈를 향하도록) 가볍게 위로, 안으로 올림
- 환자로 하여금 복식 호흡을 하도록 하면 간의 끝 부분이 손가락을 향해 움직이는 것을 느낄 수 있음
- 간의 경계를 따라 가면서 불규칙성 및 압통을 확인
- 적색 경보: 증상의 재현

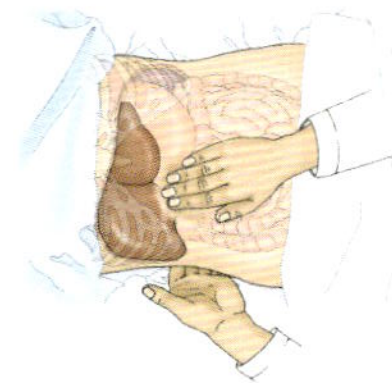

우측 콩팥(신장)

- 누운 상태에서 왼손을 환자의 몸 아래로 갈비뼈와 엉덩뼈능선 사이에 위치
- 오른손은 손가락을 좌측을 향하게 하여 우측 갈비뼈 바로 아래에 위치
- 환자로 하여금 복식 호흡을 하도록 하면서 손가락 사이로 우측 콩팥을 촉지하려 함
- 좌측 콩팥에 대해서는 손을 바꿔서 반복
- 적색 경보: 증상의 재현

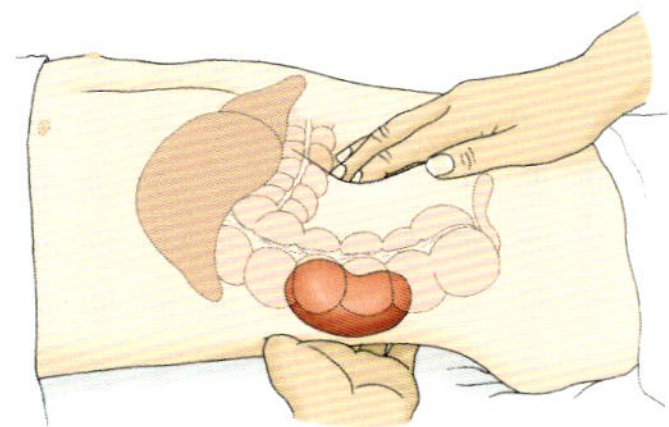

막창자꼬리(충수)에 대한 McBurney Point

- 누운 상태에서 우측 위앞엉덩뼈가시(ASIS)에서 배꼽까지의 중간 지점을 확인
- 수직으로 압력을 가함
- 적색 경보: 복통 증가 시 양성

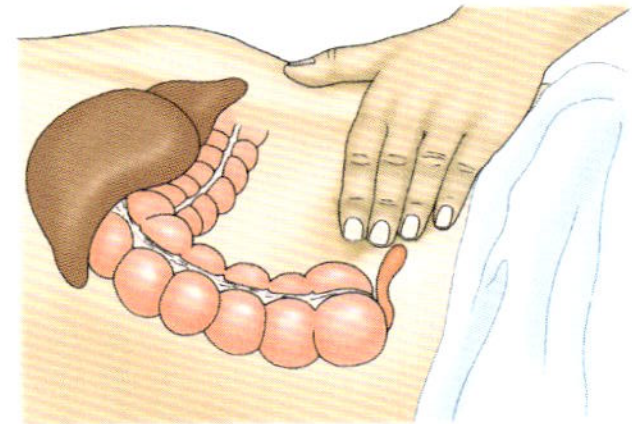

막창자꼬리염에 대한 Psoas 징후

- 누운 상태에서 손을 환자의 우측 무릎 위에 놓고 엉덩관절에 저항을 주면서 굽힘
- 대체 방법 : 좌측으로 누운 상태에서 우측 하지를 과다폄시킴
- 적색 경보: 복통 증가 시 양성

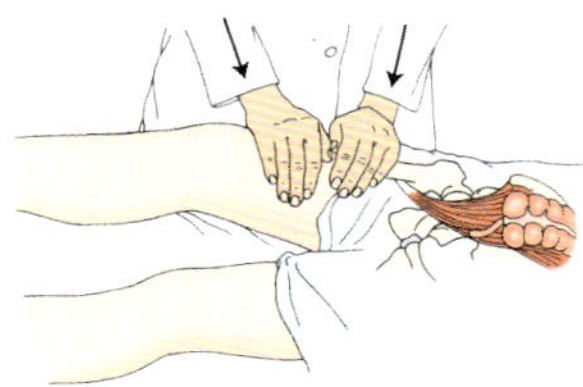

막창자꼬리염에 대한 Obturator 징후	
■ 누운 상태에서 환자의 무릎을 굽힌 채로 우측 하지를 들어올림 ■ 우측 엉덩관절을 안쪽으로 돌림 ■ 적색 경보: 복통 증가 시 양성	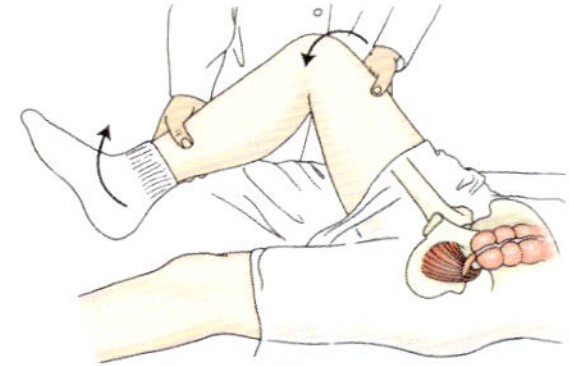

대동맥	
■ 누운 상태에서 엉덩이와 무릎을 굽힘 ■ 위쪽 배에서 칼돌기(검상돌기, xiphoid)와 배꼽의 중간 부위, 중심선에서 약간 좌측 부위를 강하고 깊숙하게 눌러서 대동맥의 맥박을 촉진 ■ 엄지를 한 편에, 집게와 가운데손가락을 다른 한 편에 위치 ■ 대동맥이 측면으로 두드러지게 팽창하는 것을 촉진 (대동맥류) ■ 대체 방법 = 양손의 집게/가운데손가락을 사용 ■ 적색 경보: 동맥 맥박이 2cm 이상 ; 촉진 시 허리 통증; 청진 시 잡음	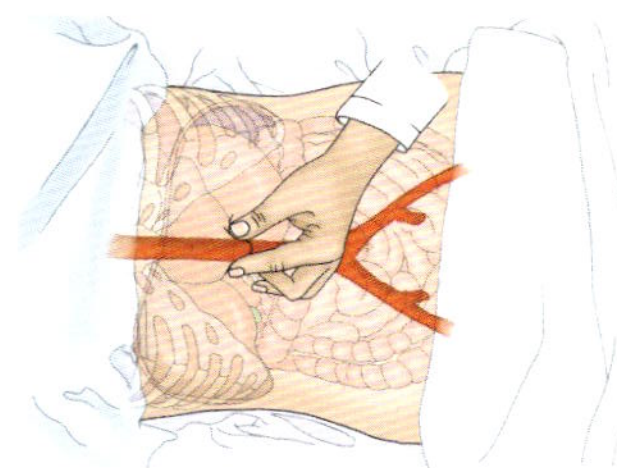

Source: Gulick DT (2006).

Aronen 어깨 재배치 기법

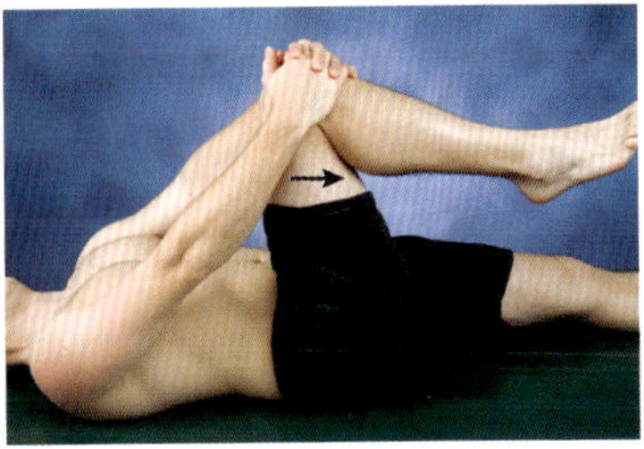

목적: 탈구된 어깨를 재배치

자세: 앉아서

방법: 엉덩이를 굽히고 깍지낀 손을 같은 측의 무릎에 댐; 어깨를 이완시키고 하지의 체중으로 어깨를 당겨서 재 위치로 넣음

해석: 양성 결과 = 재배치와 더불어 통증의 급격한 감소

Stimson 어깨 재배치 기법

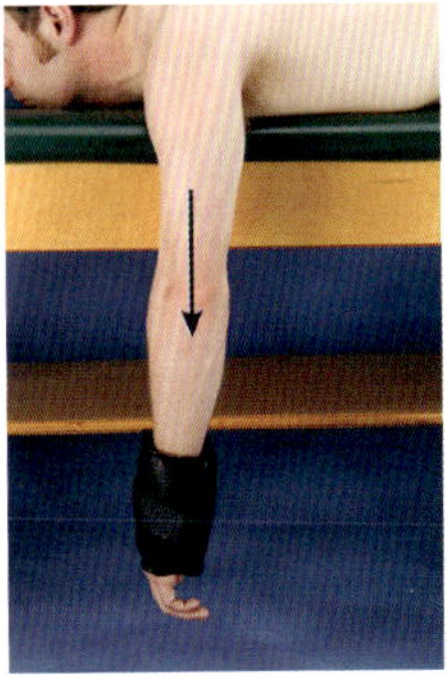

목적: 탈구된 어깨를 재배치

자세: 엎드려서 상지를 옆으로 늘어뜨림

방법: 5파운드의 무게를 손목에 묶고 (손에 쥐면 안 됨) 이 무게로 어깨를 재 위치로 넣음 (20분 정도 소요 가능)

해석: 양성 결과 = 재배치와 더불어 통증의 급격한 감소

Rockwood 어깨 재배치 방법

목적: 탈구된 어깨를 재배치

자세: 누워서 시트를 선수의 위쪽 가슴우리에 감쌈 (겨드랑까지)

방법: 한 사람은 시트의 끝을 당겨서 반대측 방향으로 압력을 가하고, 다른 한 사람은 환측 하지 방향으로 당김

해석: 양성결과=재배치와 더불어 통증의 급격한 감소

신경학적 병변

머리뼈 골절의 가능한 증후

- 귀 또는 코로부터 출혈 또는 체액 분비
- 함몰이 촉진되거나 마찰음
- 머리덮개에 깊은 자상 또는 심한 멍
- 의식 소실; 발작
- 비대칭 동공; 시야 장애
- 너구리 눈 = 양측 눈 아래 변색
- Battle 징후 = 귀 뒤의 변색
- 혼돈, 초조, 졸림, 오심, 구토
- **느린맥과 고혈압에 주의 = 두개내압 항진의 증후**

머리뼈 골절 의심 시의 조치

- 머리와 목을 안정화
- 119를 부름
- 기도, 호흡, 혈액순환을 주시
- 생체 징후 확인 및 5분 간격으로 재확인
- 너구리 눈 및 Battle 징후 확인
- 머리뼈 및 목뼈 촉진
- 상처를 덮되 압박을 가하지 말 것

Source: Anderson MK, Hall SJ & Martin M (2000); http://health.allrefer.com/health/skull-fracture-symptoms.html.

경련 절차

- 경련의 발생 시간을 기록
- 손상의 원인이 될 수 있는 물체를 제거
- 안경을 벗기고 옷을 느슨하게 함
- 선수의 머리를 보호하되 묶으려 하지는 말 것
- 선수의 입에 어떤 것도 넣지 말 것
- 경련 후에 시간을 기록하고 옆으로 눕힌 뒤 기도를 열어 줌
- 경련이 5분 이상 지속되면 119를 부름
- 모든 증상이 소실되거나 이송될 때까지 선수를 주시 (생체 징후 포함)

Source: Anderson MK, Hall SJ & Martin M (2000).

두개내압 항진의 증후 및 증상

- 심한 두통
- 오심, 구토
- Cushing 3 징후 = 수축기 혈압 상승, 맥박 감소, 불규칙한 호흡
- 불규칙한 동공 및 시야 주시
- 행동 변화; 무기력
- 체온 상승
- 경련

Source: Anderson MK, Hall SJ & Martin M (2000); http://www.nlm.nih.gov/medlineplus/ency/article/000793.htm.

뇌진탕 절차

- 선수를 평가
- 모든 증상이 소실되거나 이송될 때까지 선수를 주시 (생체 징후 포함)
- 안정 시 및 20분 이상 운동 시 증상이 없을 때까지 시합에 복귀해서는 안 됨
- 의식 소실, 15분 이상의 기억 상실, "의사 의뢰 체크리스트"의 증상이 있는 경우에는 시합을 할 자격을 잃음

- 시합을 할 자격을 없어지면, 7일 동안 증상이 소실되어야 다시 시합에 복귀할 수 있음
- 3번 이상의 뇌진탕이 반복되면, 영구적으로 시합에 복귀하지 못하는 것을 고려해야 함

Source: Guskiewicz KM, Bruce SL, Cantu RC, Ferara MS, Kelly JP, McCrea M, Putukian M & Valovich McLeod TC (2004).

뇌진탕 시 의사 의뢰 체크리스트

수상 당일 의뢰를 요하는 증상 :

- 의식 소실
- 15분 이상의 기억 상실
- 신경학적 퇴행
- 의식 수준의 저하
- 호흡의 감소 또는 불규칙
- 맥박의 감소 또는 불규칙
- 혈압 상승
- 뇌신경 결함
- 비대칭/확대/무반응의 동공
- 너구리 눈 (골절)
- Battle 징후 (골절)
- 정신 상태의 변화
- 경련
- 구토
- 현장에서 운동, 감각, 균형 손상

수상 수일 후 의뢰를 요하는 증상 :

- 수상 당일 카테고리에 해당하는 소견
- 뇌진탕 후 증상이 악화
- 보고된 증상의 수가 증가
- 운동선수의 일상 생활 (수면, 인지)에 장애를 초래하는 증상

Source: Guskiewicz KM, Bruce SL, Cantu RC, Ferrara MS, Kelly JP, McCrea M, Putukian M & Valovich McLeod TC (2004); Heck J & Rosa R (2001).

뇌진탕: 단계별 증상 체크리스트

이름: ____________________

증상	수상 시기	2-3시간 후	24시간 후	48시간 후	72시간 후
침침한 시야					
어지럼					
졸림					
과도한 수면					
산만					
피로					
안개 속에 있는 듯한 느낌					
쳐지는 느낌					
두통					
부적절한 감정					
초조					
의식 소실					
지남력 소실					
기억력 문제					
오심					
신경질					
성격 변화					
균형/조화 저하					
집중력 저하					
귀울림					
슬픔					
별이 보임					
광 과민성					

계속

뇌진탕: 단계별 증상 체크리스트 – *계속*

증상	수상 시기	2-3시간 후	24시간 후	48시간 후	72시간 후
소음에 예민함					
수면 장애					
텅빈 공간을 주시/ 멍하니 바라봄					
구토					

점수: 0 = 없음, 1 = 경증, 2= 중등도, 6= 가장 중증

Source: Guskiewicz KM, Bruce SL, Cantu RC, Ferrara MS, Kelly JP, McCrea M, Putukian M, Valovich Mcleod TC (2004).

뇌진탕의 표준 평가(SAC)

선수: ____________________

날짜: ____________ **시간:** ____________

손상 후 기간	**1일**	**2일**	**3일**	**4일**	**5일**

지남력	점수	
월:	0	1
일:	0	1
요일:	0	1
년:	0	1
시간 (1시간 이내):	0	1

전체 지남력 점수 (각 1점): ____________

즉시 회상: 다음 단어 목록을 읽고 순서에 상관 없이 반복함 (모두 3번 시도를 해야 함)

	1차 시도	2차 시도	3치 시도
팔꿈치	0 1	0 1	0 1
사과	0 1	0 1	0 1
카페트	0 1	0 1	0 1
안장	0 1	0 1	0 1
거품	0 1	0 1	0 1

총 기억 점수: ______________________

집중력: 다음 숫자의 행렬을 읽고 거꾸로 반복함 (맞으면 다음 행으로 가고, 틀리면 2차 시도를 함)

1차 시도	2차 시도	점수
4-9-3	6-2-9	0 1
3-8-1-4	3-2-7-9	0 1
6-2-9-7-1	1-5-2-8-6	0 1
7-1-8-4-6-2	5-3-9-1-4-8	0 1

월을 거꾸로 말하기: 전체 순서를 맞춰야 1점

12월-11월-10월-9월-8월-7월-6월-5월-4월-3월-2월-1월

총 집중력 점수: ______________________

지연 회상: 이전에 읽었던 단어들을 다시 회상하도록 함

팔꿈치, 사과, 카페트, 안장, 거품

총 지연 회상 점수(각 1점): ______________

뇌진탕의 표준 평가 점수 요약

지남력 = ______________________ 5점 만점

즉시 회상 = ______________________ 15점 만점

집중력 = ______________________ 5점 만점

지연 회상 = ______________________ 5점 만점

전체 총 점수 = ______________________ 30점 만점

뇌진탕의 표준 평가 점수는 초기 검사와 **비교해야** 함; 3.5점 감소는 유의한 것으로 보임 예민도 94%; 특이도 76%

Source: Guskiewicz KM, Bruce SL, Cantu RC, Ferrara MS, Kelly JP, McCrea M, Putukian M & Valovich McLeod TC(2004); Barr WB & McCrea M (2001); Valovich TC, Perrin DH & Gansneder BM (2003); McCrea M(2001); Heck J & Rosa R (2001); Kelly JP(2001); Starkey C & Ryan J (2003).

균형 오류 점수 체계(BESS)

제 1 상 : 딱딱한 표면에 서기

- 발을 모으고 손은 엉덩이에 놓고 20초 동안 눈 감기
- 한 다리로 서고 손은 엉덩이에 놓고 20초 동안 눈 감기
- 발을 일자로 놓고 손은 엉덩이에 놓고 20초 동안 눈 감기

제 2 상 : 중등도 밀도의 표면에 서기

- 발을 모으고 손은 엉덩이에 놓고 20초 동안 눈 감기
- 한 다리로 서고 손은 엉덩이에 놓고 20초 동안 눈 감기
- 발을 일자로 놓고 손은 엉덩이에 놓고 20초 동안 눈 감기

점수: 다음 오류에 대해 각 1점

- 눈을 뜸
- 손을 엉덩이에서 뗌
- 걷거나 넘어짐
- 엉덩관절이 30° 이상 굽힘 또는 벌림
- 발을 들거나 발뒤꿈치를 바닥에서 뗌
- 5초 이상 검사 위치에서 벗어남
- **5초 동안 어떤 검사 위치도 유지할 수 없다면 10점**

결과: 초기 검사보다 25% 이상 점수가 높다면 비정상; 반복에 의한 연습 효과에 영향을 받을 수 있음

Source: Starkey C & Ryan J (2003); Oliaro S, Anderson S & Hooker D (2001); Valovich TC, Perrin DH & Gansneder BM (2003).

Rivermead 뇌진탕 후 증상 설문지(RPQ)

척도: 0 = 전혀 경험하지 못함
1 = 평상시 보다 심하지 않은 문제
2 = 경증의 문제
3 = 중등도 문제
4 = 중증 문제

수상 이전과 비교하여, 현재 또는 지난 24시간 동안 다음의 증상이 있는가?

증상					
두통	0	1	2	3	4
어지러운 느낌	0	1	2	3	4
소음에 민감함	0	1	2	3	4
수면 장애	0	1	2	3	4
피로, 쉽게 지침	0	1	2	3	4
초조, 쉽게 화냄	0	1	2	3	4
우울함 또는 눈물을 흘림	0	1	2	3	4
절망감 또는 인내심이 없음	0	1	2	3	4
건망증, 기억력 저하	0	1	2	3	4
집중력 저하	0	1	2	3	4
생각하는데 오래 걸림	0	1	2	3	4
침침한 시야	0	1	2	3	4
광 과민성	0	1	2	3	4
복시	0	1	2	3	4
안절부절 못함	0	1	2	3	4

총 점수: ____________________

Source: King NS, Crawford S, Wenden FJ, Moss NEG & Wade DT (1995); Heck J & Rosa R (2001).

Torg 뇌진탕 분류

	1 단계	2 단계	3 단계	4 단계	5 단계
의식 소실	없음	없음	없음	5분 이내	5분 이상
혼돈	없음	약간	중등도	중증	중증
기억 상실	없음	30분 미만의 외상 후 기억 상실	역행성 및 30분 이내의 외상 후 기억 상실	역행성 및 30분 이상의 외상 후 기억 상실	역행성 및 24시간 이상의 외상 후 기억 상실
잔여 증상	없음	아마도	종종	있음	있음
어지럼	없음	경증	중등도	중증	대개 중증
귀울림	없음	경증	중등도	중증	아마도 중증
두통	없음	둔함	종종	종종	종종
지남력 장애 및 불안정	있더라도 최소	약간	중등도	중증 (5~10분)	종종 중증 (10분 이상)
침침한 시야	없음	없음	없음	대개 없음	가능
성격 변화	없음	없음	없음	가능	가능

Source: Vegso IJ & Torg JS (1991).

미국신경학회 뇌진탕 단계 척도	
1단계 경증	의식 소실 없음, 일시적 혼돈, 증상은 15분 이내에 소실
2단계 중등도	의식 소실 없음, 일시적 혼돈, 증상은 15분 이상 지속
3단계 중증	의식 소실 (수초 이상)

Cantu 증거-기반 뇌진탕 단계 체계	
1단계 경증	의식 소실 없음, 외상후 기억 상실이 30분 이내 소실, 증상은 24시간 이내 소실
2단계 중등도	1분 이내의 의식 소실, **또는** 외상 후 기억 상실이 30분 이상 24시간 미만 지속, **또는** 증상이 24시간 이상 7일 미만 지속
3단계 중증	1분 이상의 의식 소실 **또는** 외상 후 기억 상실이 24시간 이상 지속 **또는** 증상이 7일 이상 지속

Source: American Academy of Neurology (1997); Cantu RC (2001).

응급 상황: 환경적

저체온증

증상:

- 떨림; 운동 장애
- 정신 집중 소실
- 얕고 불규칙적인 호흡
- 느리고 약간 맥박
- 혈압 저하
- 동공 확대
- 창백하고, 마비된, 미끈한 피부
- 작열감 또는 가려움을 호소할 수 있음
- 발화가 느려지고 어둔해짐
- 심한 경우 – 잠만 자려함

치료:

- 호흡 시 열의 손실을 감소
- **선수를 따뜻하게 할 것**
- 생체 징후 및 중추신경계 상태를 주시
- 즉시 이송
- 수포 및 궤양이 심한 경우 발생할 수 있음; 환부는 건조하게 하고 공기가 잘 통하게 노출

열사병

예방	
• 운동 2시간 전에 2컵(~500 mL)의 수분을 섭취 • 운동 도중 시간당 4컵(~1000 mL)의 수분 및 10~15 g의 탄수화물을 섭취	
내인성 인자	**외인성 인자**
• 열사병의 병력 • 컨디션이 안 좋을 때 • 체지방 상승 • 탈수/수분과잉 • 발열; 소화기병 • 염분 결핍 • 화상 또는 발진 • 약물, 알콜, 카페인 • "전투" 정신	• 휴식 없이 지속된/격렬한 활동 • 높은 온도/습도 • 증발을 억제하는 옷 및 장비 • 교육/자각 결여 • 경고 징후의 인지 실패

Source: NATA, Inter-Association Task Force on Exertional Heat Illnesses (2000); Binkley HM, Beckett J, Casa DJ, Kleiner DM & Plummer PE (2002); American College of Sports Medicine (1996).

운동성 저나트륨증	
증상:	치료:
• 혈청 나트륨 감소; 낮은 비중의 많은 소변 • 중추신경계 변화: 혼돈, 발작, 대뇌 부종에 의한 인지 기능 변화 • 폐 부종으로 인한 호흡 변화 • 두통, 오심, 구토 • 손 및 발의 부종	• 나트륨 농도를 알 수 없으면 수분 공급을 하려하지 말 것 • 가능한 한 빨리 이송

탈수	
증상:	치료:
• 구강 건조, 갈증 • 초조, 불면함 • 두통, 무감증 • 근 경련, 위약 • 피부 홍조 • 어지럼, 구토, 오심	• 활동 중단 • 시원한 곳으로 이동 • 최소 2컵/소실된 체중의 **수분 보충** • 근 경련에 대해 가벼운 스트레칭

열탈진	
증상: • 신체적 피로, 오한 • 발한을 동반한 탈수 • 실조, 협동 장애 • 심한 발한으로 창백함 • 박동성 두통, 오심, 구토, 설사 • 소화기 및 근 경련 • 심박동 (약함) 증가, 호흡수 증가 • 혈압 저하 (맥압은 작음) • 손발 저림 • 소변량 감소 (6~12시간 동안 소변이 없으면, 급성 신부전의 위험 증가)	치료: • 차가운 물이나 스포츠 드링크로 **수분 공급** • 차가운 곳으로 이동 • 장비 및 과도한 옷을 제거 • 선수를 시원하게 함 • 생체 징후 및 중추신경계 상태를 주시 • 급격한 호전이 관찰되지 않으면 이송

운동성 열사병	
증상: • 중추신경계 변화: 지남력 장애, 초조, 전투적, 정신 활동 저하, 감정적 불안정, 일관되지 않는 발화 • 발한 소실 • 오심, 구토, 설사 • 두통, 어지럼 • 심박동수 증가(도약성), 호흡수 증가 • 이완기 혈압 감소(맥압이 넓음)	치료: • 즉시 차가운 물에 담그고, 찬 스프레이, 얼음팩, 찬 수건, 선풍기 등으로 **선수를 시원하게 하면서** 119를 기다림 • 생체 징후 및 중추신경계 상태를 주시 • 즉시 이송

수분 공급 권고사항

- 6%~8%의 탄수화물이 포함된 10~15°의 음료
- 480~570 ml의 물/스포츠 드링크를 운동 2~3시간 전에 마실 것
- 200~280 ml의 물/스포츠 드링크를 운동 10~20분 전에 마실 것
- 운동 도중에 분당 1g의 탄수화물을 섭취
- 운동 후 2시간 내에 570~680 ml/체중 소실량만큼 마실 것

운동으로의 복귀

선수는 다음의 조건을 만족시켜야 함:

- 증상 소실
- 완전한 수분 공급
- 의사에 의한 검증

Source: NATA, Inter-Association Task Force on Exertional Heat Illlnesses (2000); Binkley HM, Beckett J, Casa DJ, Kleiner DM & Plummer PE (2002).

광과민성 약제

운동선수는 다음 약제를 복용하고 있으면 태양 노출을 주의해야 함:

- 테트라사이클린
- 설폰아마이드
- 티아지드

Source: Lillegard WA, Butcher JD & Rucker KS (1999).

천식의 증후 및 증상

- 가슴 답답함
- 기침 (특히, 야간)
- 지속된 숨가쁨
- 수면 장애
- 천명 (특히, 운동 후)
- 호흡을 가누지 못함
- 호흡보조근의 사용
- 호흡수 > 25회/분
- 최대 유속 < 예상치 또는 기저값의 80%

Source: Miller MG, Weiler JM, Baker R, Collins J & D'Alonzo G (2005).

천식

유발요인

- 호흡기 감염
- 흡연
- 알레르기 반응
- 대기 오염물
- 운동
- 차가운 환경
- 스트레스

증후 및 증상

- 들숨 연장
- 숨가쁨; 호흡 곤란
- 천명
- 기침

천식 흡입제

- **단기 작용 기관지 확장제** = 즉각적인 증상 호전; 예; albuterol, pirbuterol
- **장기 작용 기관지 확장제** = 증상 호전까지 12시간 소요될 수 있음; 예; salmeterol; formoterol
- **코르티코스테로이드** = 장기 증상 예방, 최대 효과 발현까지 7일 정도 소요될 수 있음; 예; beclomethasone, dipropionate; fluticasone, budesonide, triamcinolong acetonide
- **비스테로이드제제** = 장기 염증 예방; Cromoly, nedocromil
- **코르티코스테로이드 + 기관지확장제** = 장기 작용제 병용; 예; Advair

천식 시 활동 계획

녹색 지역: 잘 지냄

- 기침, 천명, 가슴 답답함, 숨가쁨 없음
- 일상 활동을 할 수 있음
- 최대 유속 > 정상의 80%
- 장기 작용 약제를 지속적으로 복용

황색 지역: 악화됨

- 기침, 천명, 가슴 답답함, 숨가쁨이 존재
- 야간 보행 시 이차 증상
- 일상 활동을 일부 할 수 있음
- 최대 유속이 정상의 50%~80%
- 단기 작용 약제를 녹색 지역에 있을 때까지 추가
- 녹색 지역에 도달하면 1~2일 동안 4시간 간격으로 단기 작용 약제를 지속
- 1시간 후에도 녹색 지역으로 돌아가지 않으면 의사를 방문

적색 지역: 응급 상황

- 숨이 매우 가쁨
- 즉효성 약제가 도움이 안 됨
- 일상 활동을 할 수 없음
- 입술/손톱이 청색
- 최대 유속 < 정상의 50%
- 단기 작용 약제를 복용
- 단기 작용 약제를 3번 복용한 후 최대 유속이 15% 정도 좋아지지 않는다면, 병원으로 가거나 앰뷸런스를 부를 것

선수 정보: 천식

이름: ______________________

응급시 연락처: ______________________

정상 최대 유속: ______________________

약물:

단기 작용: ______________________

장기 작용: ______________________

유발 요인:

운동	호흡기 감염	악취
동물	온도 변화	꽃가루
음식	곰팡이	기타

가장 최근의 천식 발작: ______________________

최대 유속: ______________ 시간: ______________

______________ 시간: ______________

______________ 시간: ______________

Source: AAFA, 1-800-7-ASTHMA.

정상 최대 들숨 유속의 예상 평균치 (L/분)

Normal Children & Adolescents

신장 (인치)	최대 들숨 유속		신장 (인치)	최대 들숨 유속
43	147		55	307
44	160		56	320
45	173		57	334
46	187		58	347
47	200		59	360
48	214		60	373
49	227		61	387
50	240		62	400
51	254		63	413
52	267		64	427
53	280		65	440
54	293		66	454

천식 발작: 흡입제를 2번 흡입 후 5분 이내에 최대 들숨 유속이 15% 증가하지 못하면 응급실로 가야 함

Source: Nunn I & Gregg AJ (1973).

알레르기 반응

아나필락시스의 원인

- **음식:** 땅콩, 견과류, 갑각류, 우유, 콩, 밀, 달걀
- **약물:** 페니실린, 설파 항생제, 알로푸리놀, 항경련제 및 항부정맥제, 비스테로이드성 소염진통제, 근이완제, 백신
- **곤충 독:** 벌, 말벌, 호박벌, 불개미
- **라텍스:** 장갑, 풍선, 콘돔, 고무 밴드
- **운동**

증상

- 두드러기; 가려움 또는 피부 발적
- 부종 – 목, 입술, 혀 및 눈 주위
- 호흡 및 삼킴 곤란
- 금속성 맛 또는 구강 가려움
- 배 경련, 오심, 구토, 설사
- 심박동수 증가; 불안
- 급격한 혈압 감소
- 위약; 의식 소실

응급 치료

- 즉시 에피네프린을 주사 (아드레날린)
  - 0.01 mg/kg
  - 0.3 mg EpiPen : 30 kg 이상의 선수
  - 0.15 mg EpiPen : 30 kg 미만의 선수
- 에피네프린은 혈관을 수축하고 폐와 기도의 근육을 이완시키고, 발한 감소, 심박동수 증가시킴
- 응급 처치를 받을 것 (에피네프린은 10~15분간만 효과적임)

Source: Joint Task Force on Practice Parameters (1998); www.epipen.com

번개 안전

선수 안전을 위한 권고 사항

- "섬광에서 꽝" 방법 = 번개 섬광을 보면, 천둥 소리가 들릴 때까지 숫자를 셈; 30초이면 필드에서 철수하고 피난처를 찾아야 함
- 나무, 깃대, 가로등 주위로 피난하면 **안 됨**
- 무선/휴대 전화기는 유선 전화에 비해 안전함
- 피부가 저리거나 머리털 끝이 서거나 뿌드득 소리가 들리면 **번개 안전 자세**를 취해야 함 (두 발을 모으고, 발 앞꿈치에 체중을 싣고, 머리를 낮추고 귀를 덮으면서 바닥에 웅크림)

Source: Walsh KM, Bennett B, cooper MA, Holle RL, Kithil R, & Lopez RE (2000).

당뇨의 증후 및 증상

저혈당 (급격한 발병)	고혈당 (서서히 발병)
혈당 < 50~60 mg/dL 피부가 창백하고, 차갑고, 땀이 많이 남 지남력 감소 또는 초조 두통 침침한 시야 불분명한 발화 두근거림을 동반한 빠른맥 위약/떨림 입술/혀의 마비 의식 소실	혈당 > 180 mg/dL 피부가 건조하고 붉어짐 호흡에서 단내 침침한 시야 어지럼 위약 오심 구토 경련 배뇨 증가 의식 소실/경련
치료	**치료**
10~20g의 탄수화물을 구강 섭취 • 120~230ml의 탄산 음료 • 설탕 4봉지 • 인명 구조용 물통 5~7개 의식이 없으면 혀 밑에 설탕이나 꿀을 놓을 것 주시하면서 필요시 반복 모든 증상이 소실되고 15분 뒤에 활동 재개	인슐린을 다음과 같이 사용: 혈당 150~200mg/dL: 2 unit 혈당 201~250mg/dL: 4 unit 혈당 251~300mg/dL: 6 unit 혈당 301~350mg/dL: 8 unit 혈당 351~400mg/dL: 10 unit

Source: Anderson MK, Hall SJ & Martin M (2000); Lillegard WB, Butcher JD & Rucker KS (1999); emedicine.com.

운동 시 저혈당을 예방하기 위한 방법

- 운동 1~3시간 전에 식사
- 운동 전 혈당이 100~200 mg/dL 사이여야 함
- 운동 시 30~60분 마다 탄수화물 보충제를 섭취
- 운동 시 인슐린 용량을 15%~25% 감소

Source: Lillegard WB, Butcher JD, & Rucker KS (1999).

응급 상황 - 행동

자살 위험이 있는 선수의 특징

- 손상 이전에 상당한 성공을 거둔 선수
- 수술을 요하는 심각한 손상
- 스포츠에 제한이 있는 길고 힘든 재활
- 스포츠에 복귀하였을 때 손상 전에 비해 경쟁력이 떨어짐
- 동료가 본인의 자리를 차지하고 있는 경우

Source: Smith AM & Milliner EK (1994); NATA Press release (Jan 25, 1995).

운동선수의 손상에 대한 감정 반응 설문지

1. 인생에서 원하는 대로 될 수 있다면 어떤 사람이 되고 싶은가?
2. 참여하는 스포츠 및 활동을 선호하는 순서대로 기술하시오.
3. 스포츠에 참여하는 이유는 무엇인가?

   순서 10 = 높음, 0 = 낮음:

   스트레스 조절 ____ 재미 ____
   경기력 향상 추구 ____ 친교 ____
   자아 발전 ____ 자기 훈련 ____
   체중 조절 ____ 분노의 분출 ____
   경쟁 ____ 기타 ____
   건강관리 ____

4. 당신은 운동 선수인가?

   1(절대 아님)...2.........3.........4.........5(당연히 맞음)

5. 스포츠에서 특별한 목표가 있는가?
6. 수상 이후 그러한 목표가 바뀌었는가? 예 ____ 아니오 ____

   '예' 라면 어떻게 바뀌었는가?

7. 어떤 손상을 받았는가?
8. 어떤 스포츠를 하다가 손상되었는가?

   어떻게 하다가 발생하였는가?

9. 시즌 중 언제 손상이 발생하였는가?

   동그라미로 표시하시오: 시즌 전........중반........끝

10. 스포츠에서 타인에 의해 고무되는가?

    예 ____ 아니오 ____

11. 이러한 지지가 어떻게 해석하는가?

    압박 ____ 마지못한 지지 ____ 적합함 ____

12. 누가 가장 많은 압박을 주는가?

본인 ____ 아버지 ____ 어머니 ____ 코치 ____ 기타 ____

13. 손상 전에 일주일에 몇 시간이나 연습 또는 실전에 참여하였는가?

0–2 3–5 6–10 11–15 16–20 21–25 26–30 31 이상

14. 손상 전에 최근에 스트레스(인생의 변화)를 받은 적이 있는가?

예 ____ 아니오 ____

15. 강한 가족의 지지 체계나 손상에 대해 알고 있는 친한 친구가 있는가?

예 ____ 아니오 ____

16. 손상 이후 감정적으로 어떻게 느끼고 있는가?

17. 손상으로 인한 감정을 중요한 순서대로 기술한다면?

순서: 12 = 높음, 0 = 낮음

무력감 ____ 절망감 ____ 낙관 ____

긴장감 ____ 충격 ____ 통증 ____

지루함 ____ 실망감 ____ 안심 ____

우울함 ____ 공포 ____

분노 ____

18. 0%가 전혀 회복하지 못한 것이라면 당신은 손상 이전 상태와 비교하여 몇 %의 회복을 하였는가?

0% 10% 20% 30% 40% 50% 60% 70% 80% 90% 100%

19. 스포츠에 복귀할 예상 시점은 언제인가?

20. 스포츠에 복귀하는데 대한 두려움이 있는가?

예 ____ 아니오 ____

'예' 라면 어떤 두려움인가?

21. 당신은 운동에 대해 동기부여가 된 사람인가?

1 2 3 4 5 6 7 8 9 10

(전혀 아님) (매우)

22. 현재의 재활 프로그램은 무엇인가?

어떤 운동 __________ 회/일 __________ 회/주 __________

23. 운동 기구를 사용하여 운동할 수 있는가?

예 _____ 아니오 _____

'예' 라면 기술하시오

기준:

Source: Smith AM & Milliner EK (1994).

피부 질환

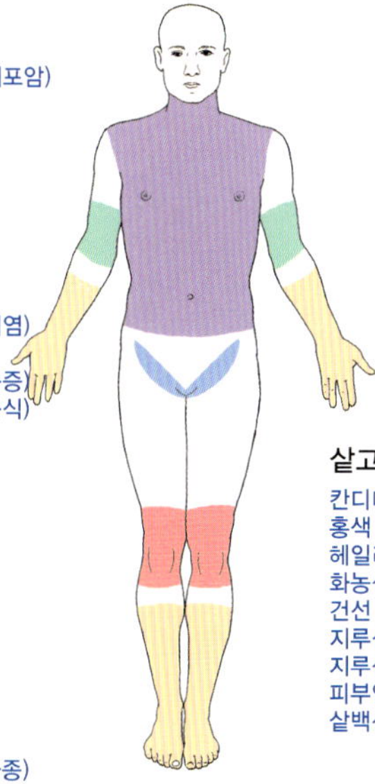

얼굴(FACE)

여드름
광선각화증
바닥세포암종(기저세포암)
접촉성 피부염
피부근염
단순 포진
고름딱지증(농가진)
각질가시세포종
홍반성 낭창
기미
모반
입주위피부염(구주위염)
장미증(주사)
사르코이드증(유육종증)
피지샘증식(피지샘증식)
지루성 피부염
지루성 각화증
편평세포암
수두
백반증

사지(LIMBS)

아토피성 습진
수포천 유사천포창
연조직염(봉와직염)
피부섬유종
다형홍반
고리육아종(환상육아종)
헤노흐-쇤라인자색반(헤노흐-쉔라인자반증)
털각화증(모공각화증)
편평태선
흑색종
모반
건선
괴저고름피부증(괴저성 농피증)
지루성 각화증
정체피부염(울체성 피부염)
궤양
혈관염

샅고랑(GROIN)

칸디다피부스침증
홍색 음선
헤일리-헤일리병
화농성 땀샘염
건선
지루성 피부염
지루성 각화증
피부연성섬유종
샅백선증(고부백선)

생식기(GENITALIA)

단순 포진
편평태선
경화태선
전염물렁종(전염성 연속증)
건선
옴
매독
사마귀
귀두염

몸통(TRUNK)

여드름
기저세포암
버찌혈관종
다리어병
약물발진(약진)
표피주머니
털집염
그로버병
켈로이드
지방종
흑색종
전염물렁종
국소피부굳음증(반상 경피증)
균상식육종
신경섬유종
모반
장미색잔비늘증(비강진)
건선
지루성 각화증
피부연성섬유종
선
매독
몸백선증(체간 백선)
어루러기
두드러기
수두

머리덮개(SCALP)

광선각화증
원형탈모증
남성형탈모증
피부염
표피주머니 또는 털낭
모반
이감염증
건선
지루성 피부염
편평세포암
머리백선증

겨드랑(AXILLA)

흑색가시세포증
알레르기성 접촉성 피부염
홍색 음선
헤일리-헤일리병
화농성 땀샘염
다한증
지루성 피부염
피부연성섬유종
몸백선증

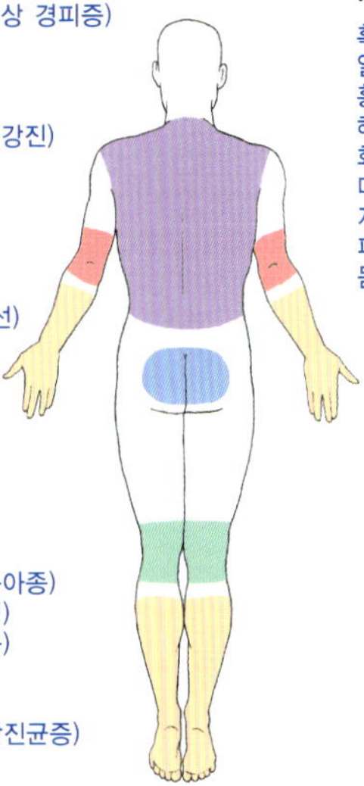

발(FEET)

접촉성 피부염
티눈
고리육아종(환상육아종)
손발입병(수족구병)
각질피부증(각피증)
편평 태선
모반
손발톱진균증(조갑진균증)
발바닥사마귀
건선
무좀(족부 백선)

손(HANDS)

광선각화증
아토피성 습진
접촉성 피부염
다형 홍반
고리육아종
손발입병
땀과다증(다한증)
각질가시세포종
편평 태선
건선
옴
매독
사마귀

Source: From Barankin B & Freiman A, (2006).

혈관종 (버찌 혈관종)

기술(description): 돔 모양 (0.5~5 mm), 체리색의 융기; 양성 혈관이 주로 몸통에서 자람; 파열되면 심하게 출혈될 수 있음; 나이가 듦에 따라 숫자 및 크기가 증가할 수 있음

원인: 미상

처치: 조직 검사

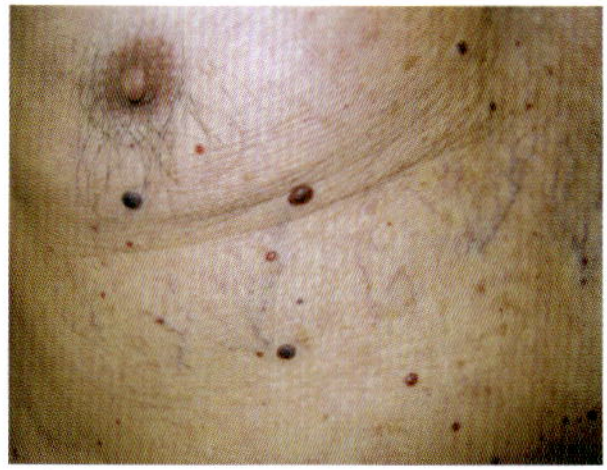

Source: From Barankin, B & Freiman A (2006).

아토피 피부염

기술: 벗겨진, 홍반의, 비늘같은 패치가 가려움을 동반; 머리, 얼굴 및 신상아의 폄근면, 소아의 굽힘근면, 성인의 손에서 발견

원인: 강력한 가족력을 동반한 피부 면역 기능 이상; 발한, 접촉 민감성, 감염, 불안 등에 의해 촉발될 수 있음

처치: 자극물질을 제거, 순한 비누(도브)로 세척

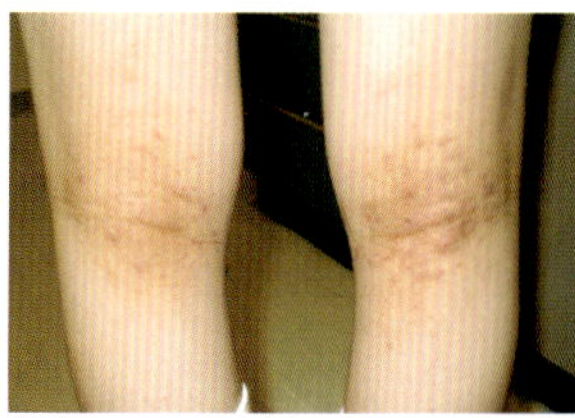

Source: From Barankin, B & Freiman A (2006).

바닥세포암종

기술(description): 가장 흔한 형태의 피부암; 구진 또는 결절의 변연이 말려있고 중심 가피 또는 궤양에서 출혈; 머리 또는 얼굴에서 발생; 밀랍 양상

원인: 만성 자외선 노출, 유전, 면역억제

처치: 한랭요법, 절제

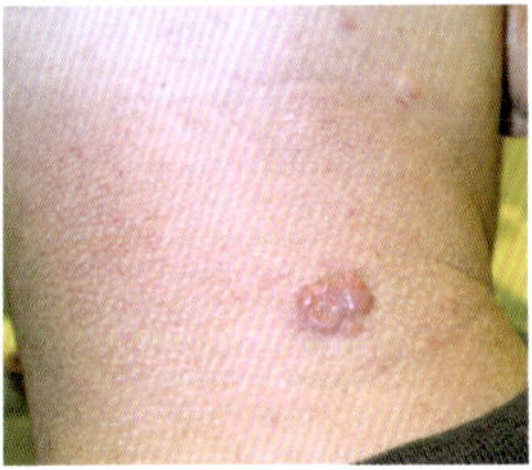

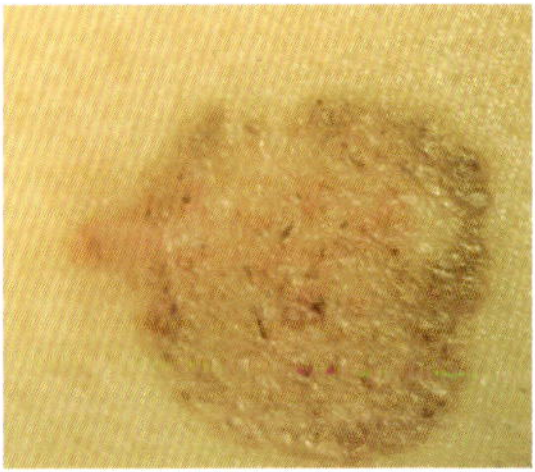

Source: From Barankin B & Freiman A (2006).

흑색 뒤꿈치

기술: 발뒤꿈치 뒷면이 검게 탈색

원인: 빨리 움직이고 멈추는 동작으로 인한 외상으로 혈종이 생겨 혈관의 손상을 초래

처치: 즉각적인 처치는 필요하지 않음; 잘 맞는 신발을 찾아야 함

칸디다증 (구강 = 아구창)

기술(description): 초기에 아프고, 가렵고, 붉은 발진이 진행되어 균열 및 짓무름 초래

원인: 면역억제, 당뇨, HIV, AIDS, 지속적인 항생제 또는 코르티코스테로이드 사용, 열 및 마찰 등에 이차적으로 발생하는 효모 감염

처치: 항진균제

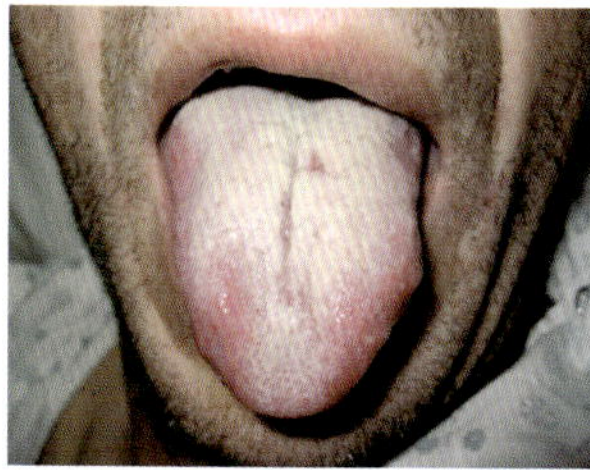

Source: From Barankin B & Freiman A (2006).

연조직염

기술(description): 국소 함몰부종, 홍반, "유리 같은" 및 "신장된" 양상의 피부, 촉진 시 열감 및 압통; 발열, 관절 강직; 근육통

원인: 포도알균 또는 사슬알균 감염이 국소 외상, 찰과상, 또는 곤충 교상과 동반; 수술 후

처치: 항생제; 얼굴의 연조직염은 즉각적인 의료 조치가 필요; 연조직염을 지닌 선수는 상태가 호전될 때까지 경기에 참여해서는 안 됨

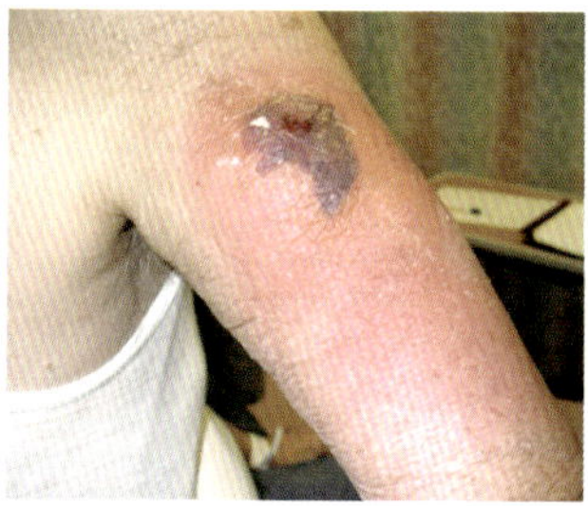

Source: From Barankin B & Freiman A (2006).

접촉성 피부염

기술(description): 약간 발적에서 개방성 욕창에 이르기까지 다양한 반응; 붉고 부은 발적이 가려움을 동반

원인: 독소에 대한 염증 반응

처치: 자극원을 확인하고 제거; 습윤하게 하고 국소 코르티코스테로이드 사용

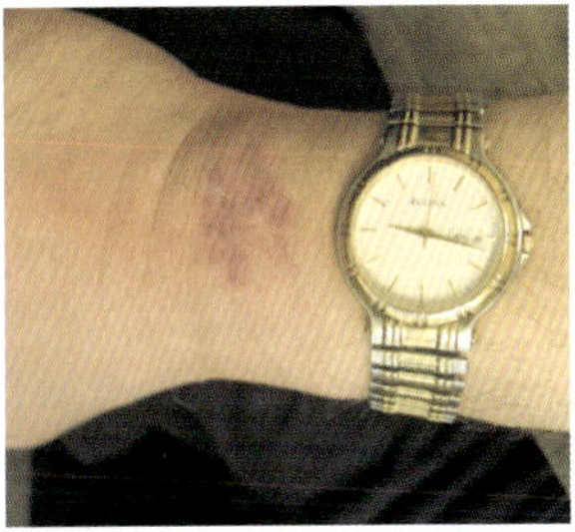

Source: From Barankin B & Freiman A (2006).

습진

기술: 인설이 있는 가려운 판에서 진물이 나오고 가피가 형성; 무릎과 팔꿈치가 가장 호발

원인: 건조한 피부 및 차가운 기후

처치: 습윤하게 함; 국소 스테로이드

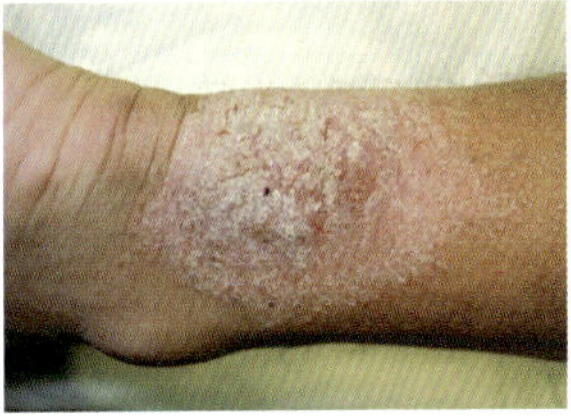

Source: From Barankin B & Freiman A (2006).

털집염

기술(description): 모발이 있는 신체 부위의 표재성 농포; 비후된 림프절을 동반 가능; 전염 가능

원인: 손상, 폐쇄, 마찰 등에 의한 모낭의 세균성 감염

처치: 자극원을 제거하고 국소 항균제를 도포

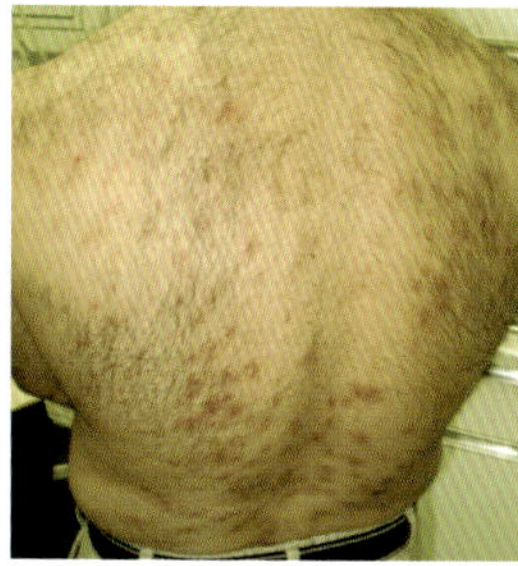

Source: From Barankin B & Freiman A (2006).

손발입병

기술: 붉은 테 양상의 많은 작은 수포가 손가락 및 발가락에 형성; 구강 및 인후 궤양; 발열, 권태, 식욕 소실을 동반 가능

원인: 콕사키에 바이러스가 대개 인후에서 시작; 매우 전염성이 강함; 직접 접촉을 통해 전파

처치: 국소 리도케인 및 아세트아미노펜/이부프로펜; 항생제는 도움이 안 됨; 차가운 우유 및 아이스크림은 인후 궤양을 완화시켜줌

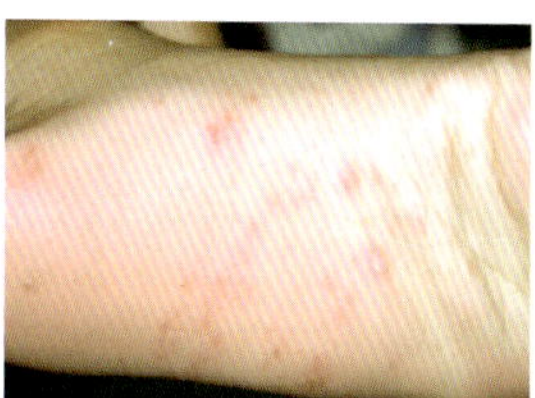

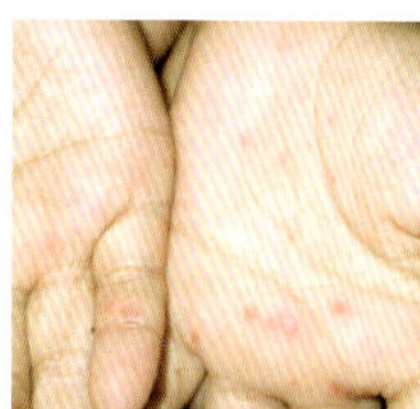

Source: From Barankin B & Freiman A (2006).

단순 포진

기술(description): 작열감 및 가려움이 발적 및 구강 점막 미란에 선행하며 미란은 7~10일 내에 가피를 형성

원인: 바이러스 감염

처치: 구강 항바이러스 제제 (국소 항바이러스 제제는 도움이 안 됨); 1년에 6회 이상 발생 시 장기 치료를 고려

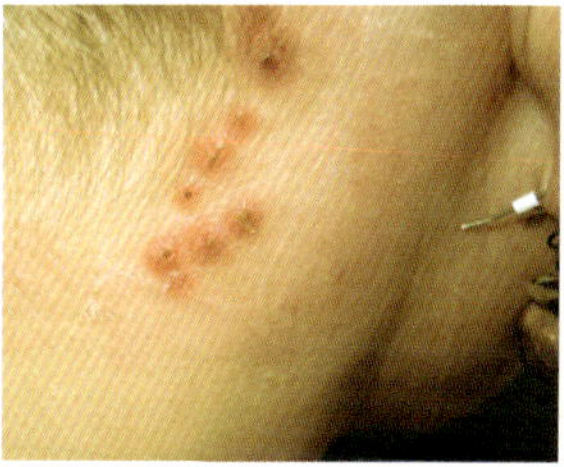

Source: From Barankin B & Freiman A (2006).

대상 포진

기술: 아프고, 수포가 형성된 붉은 발진이 피부 분절 분포를 따라 수일동안 군집을 형성; 가피가 2~4주에 걸쳐 덮힘

원인: Varicella zoster 바이러스가 수년간 감각세포뿌리에 잠재; 재활성화의 가능성은 연령에 따라 증가; 수두를 앓지 않은 사람에게는 전염 가능

처치: 구강 항바이러스 제제

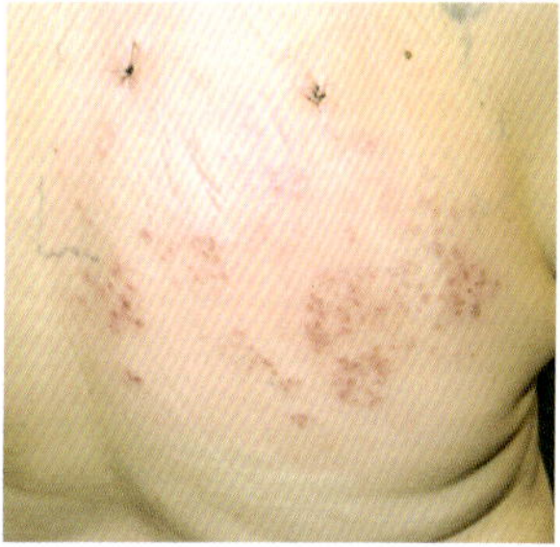

Source: From Barankin B & Freiman A (2006).

두드러기

기술(description): 두드러지고 가렵고 붉은 경계가 명확한 팽진

원인: 음식(생선, 달걀, 견과류, 딸기), 약물(아세트아미노펜, 코데인, 페니실린, 설파), 곤충 침에 대한 알레르기 반응

처치: 자극원을 제거; 항히스타민; 심한 경우에는 EpiPen

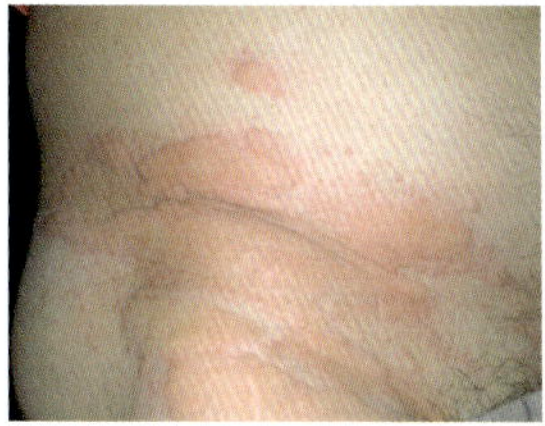

Source: From Barankin B & Freiman A (2006).

고름딱지증

기술: 가려운 표재성 붉은 수포가 진물이 나오면서 가피성 농포가 됨

원인: 포도알균 또는 사슬알균 감염이 수포액과의 직접 접촉을 통해 전파; 매우 전염성이 강함; 린넨이나 옷을 공유하면 안 됨

처치: 국소 및 구강 항생제

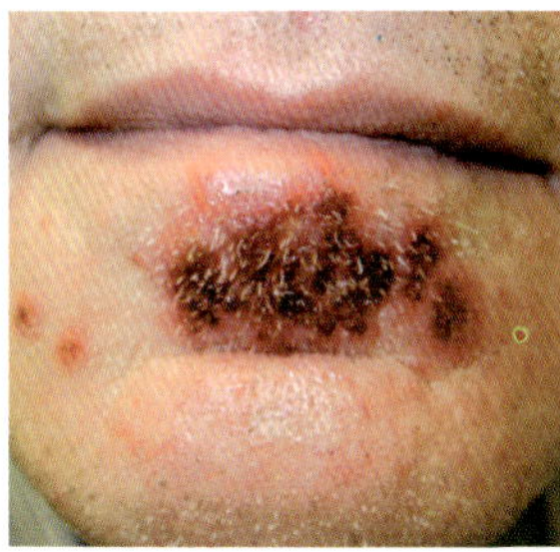

Source: From Barankin B & Freiman A (2006).

테니스 토(Jogger's/Tennis Toe)

기술(description): 혈종 생성 및 원위부 발톱 변색

원인: 신발내에서 발이 반복적으로 앞으로 미끌어지면서 발가락 및 발톱이 신발과 충돌. 기계적인 스트레스로 혈종이 생성

처치: 급성기 치료는 압력을 낮추기 위해 발톱 밑 혈종을 배액; 장기 치료는 잘 맞는 신발 또는 보조기를 포함

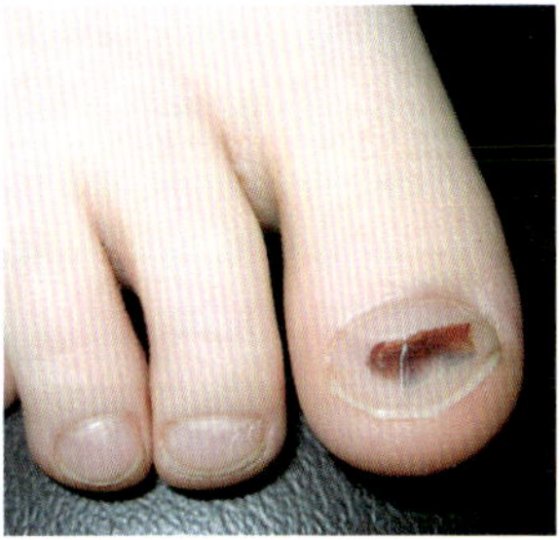

전염물렁종

기술: 살색, 2-5mm 돔 모양의 구진; 흔한 위치는 머리, 목 및 상지; 통증 없음; 발적 없음

원인: 수두바이러스에 의한 바이러스성 감염

처치: 자발적으로 소실되는 것이 특징적; 결절의 윗부분을 멸균 바늘로 열고 왁스와 같은 내용물을 쥐어 짜낼 수 있음; 액체 질소 냉동요법도 사용할 수 있음

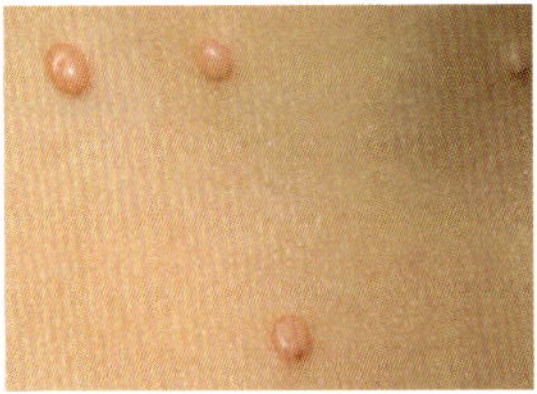

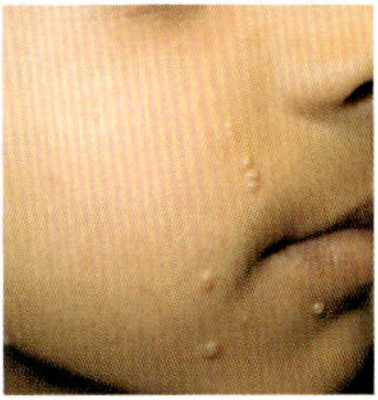

Source: From Barankin B & Freiman A (2006).

메티실린 내성 황색포도알균

기술(description): 붉은색의 붓고 통증을 동반하며 고름으로 가득찬 농양

원인: 병원에 있거나 장기 요양 시설에 있거나 투석을 받는 사람에게서 가장 흔한 포도알균. 장기, 수건, 면도기를 공유하는 선수에서도 발생 가능

처치: 농양의 배액하고 적절한 항생제를 확인(Vancocin, Bactrim, Septra)

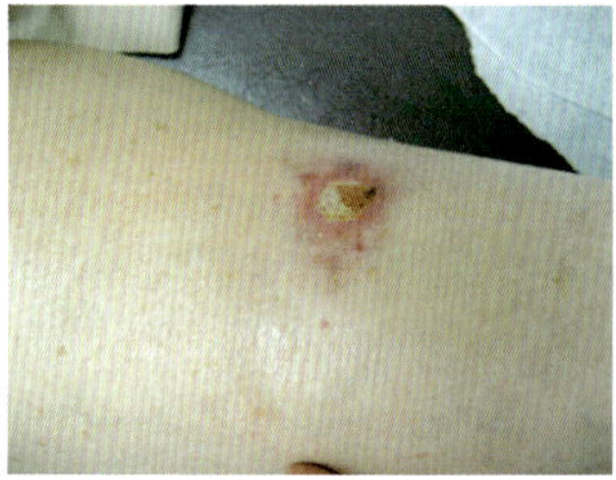

이감염증

기술: 비듬처럼 보이는 회백색의 알 또는 이가 머리카락에 붙음; 가려움은 없을 수도 있고, 심할 수도 있음

원인: 다리 6개의 날개 없는 곤충의 횡행; 직접 접촉 또는 감염된 물건을 통해 전파

처치: 약용 샴푸; 식초 비누(1:1 식초:물); 이는 옷, 침구류 또는 카페트에서 10일까지 생존 가능; 알은 2주 이상 생존 가능

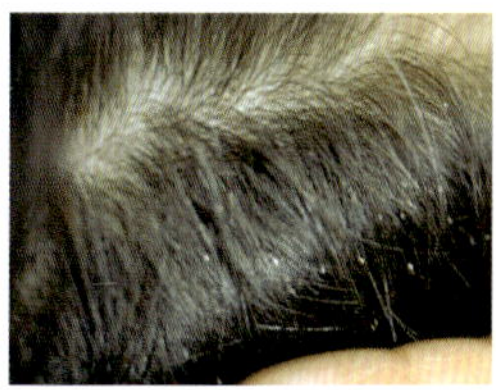

Source: From Barankin B & Freiman A (2006).

옻

기술(description): 작은 수포성 발진이 선상 또는 줄무늬처럼 나타남; 발진은 예민도 및 노출 정도에 따라 접촉 후 4시간에서 10일경에 발현; 발진 자체는 전염성이 없음

원인: 해당 식물과의 직접 접촉

처치: 가능하다면 접촉 10분이내에 소독용 알콜로 피부를 세척하고 물로 헹굼; 10분 후에는 국소 스테로이드, 항히스타민제 및 Aveeno 오트밀 목욕으로 가려움을 치료

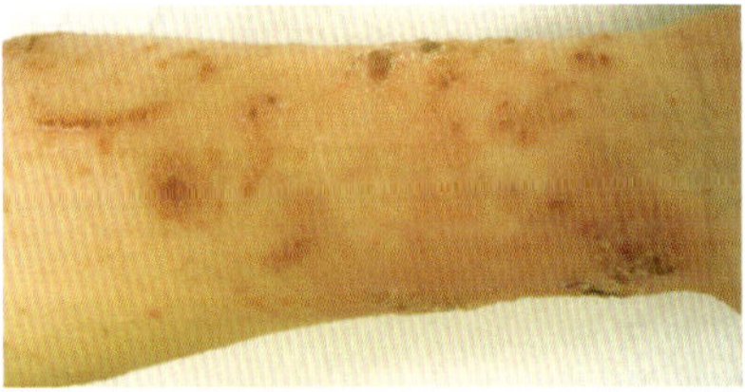

Source: From Barankin B & Freiman A (2006).

건선

기술: "연어색"의 가려운 부위에 두껍고 마른 흰색 인설이 벗겨짐; 대개 머리덮개 및 폄근면에서 발견

원인: 유전성 및 환경적 요인

처치: 국소/구강 코르티코스테로이드 제제, 광치료; 비듬 샴푸, 보습제

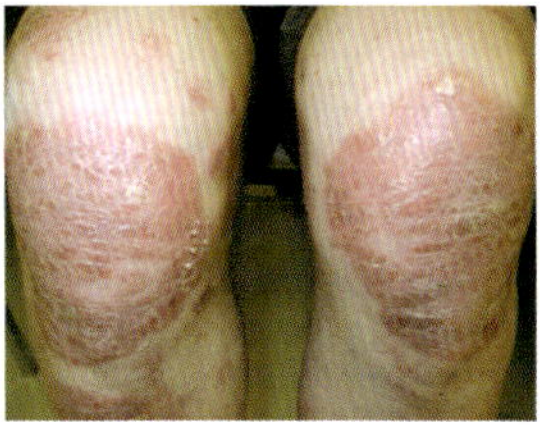

Source: From Barankin B & Freiman A (2006).

백선증

기술(description): 반지 크기의 큰 얼룩 (1/2~1인치 직경)에 인설이 있으며 중앙은 깨끗함; 가려움; 시간이 지남에 따라 크기 증가 가능

원인: 진균 감염; 감염된 사람이나 물건과의 직접 접촉을 통해 전염

처치: 신체에서 15주 이내에 자연 면역이 생성되지만, 항진균 크림이 발진을 좀 더 빨리 소실시킴

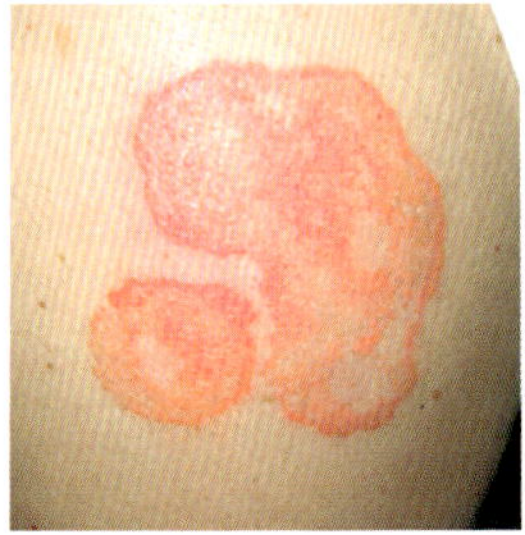

Source: From Gulick D (2006).

옴

기술: 심한 가려움이 밤에 악화; 가는 연필 자국이 생식기, 손가락 사이, 손주름에 움푹 패인 증거

원인: 직접 접촉에 의해 전이되는 기생충 감염

처치: 처방 약제를 전신에 도포; 모든 옷 및 린넨을 뜨거운 물에 세척

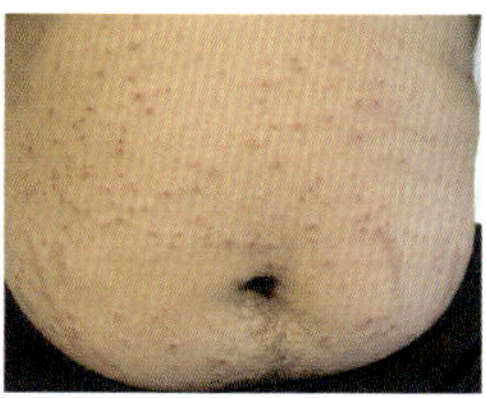

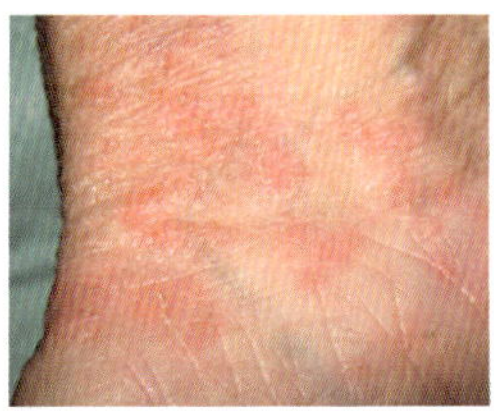

Source: From Barankin B & Freiman A (2006).

편평세포암

기술(description): 두 번째로 흔한 피부암; 악성, 천천히 자라며 딱딱한 결절이 햇빛에 노출되면 거칠고 인설이 덮힌 구진이 됨

원인: 자외선 손상, 화상, 화학 물질(타르), 면역억제

처치: 절개(일부 주변 조직 포함), 액체 질소 냉동요법

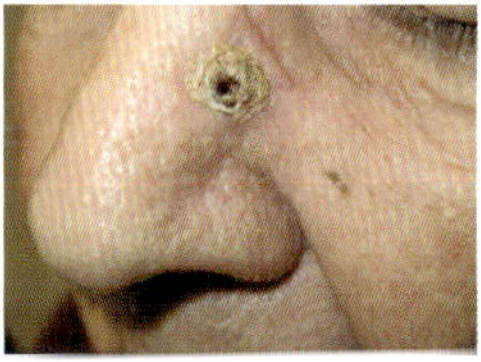

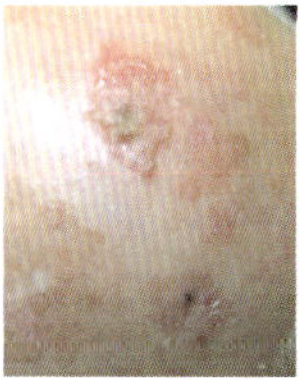

Source: From Barankin B & Freiman A (2006).

매독

기술: 1단계 = 생식기 하감; 2단계 = 손/발바닥에 붉은 갈색의 반점/구진; 생식기에는 분홍색 결절; 3단계 = 중추신경계 이상

원인: 성관계로 전이된 스피로헤타가 전신 병변을 초래

처치: 페니실린

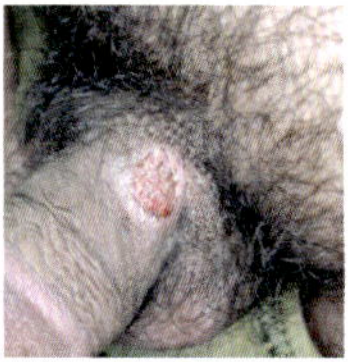

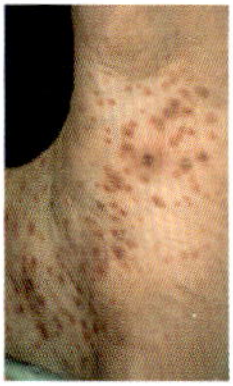

Source: From Barankin B & Freiman A (2006).

무좀

기술(description): 발에 건조한 인설이 있고, 발가락 사이에 붉은 플라그가 존재

원인: 뜨겁고 습윤한 환경에서 발한 및 꽉 막힌 신발이 연관된 진균 감염

처치: 항진균제제 (국소 파우더, 크림, 스프레이, 샴푸)

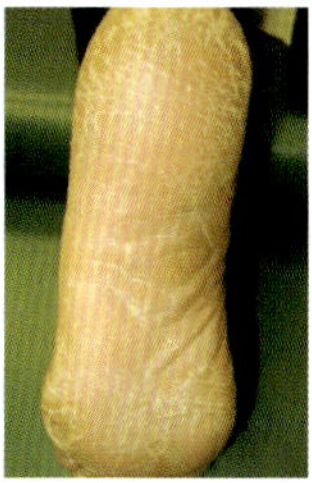

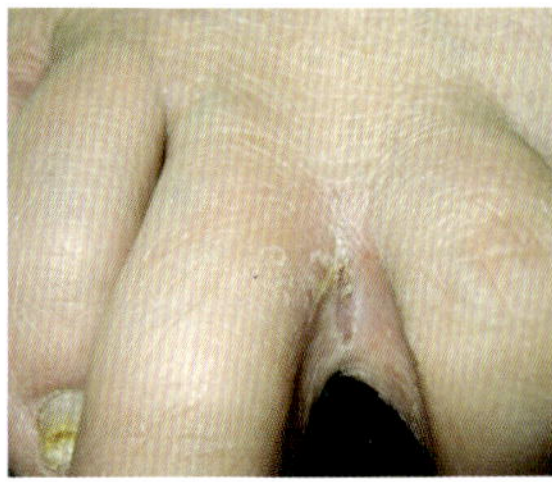

Source: From Barankin B & Freiman A (2006).

수두

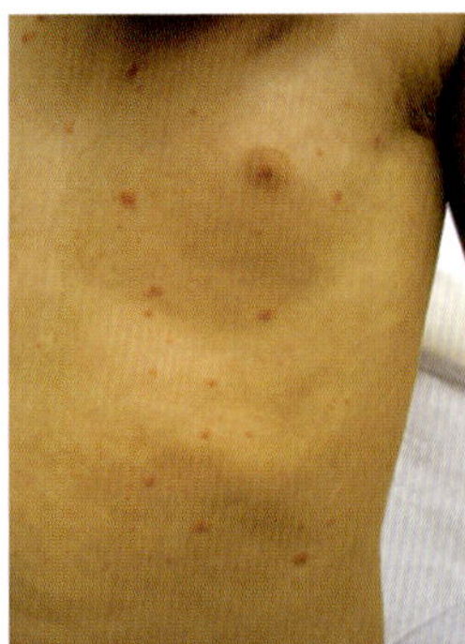

기술: 발진이 머리와 몸통에서 시작; 3~5일간 지속적으로 퍼짐; "장미위의 이슬" 같은 형상; 홍반성 반점이 구진, 수포로 진행

원인: 발진이 생기기 1~2일 전에 미열; 병변이 생기기 4일 전부터 가피 형성(5일 후)까지 감염성이 있음

처치: 구강 항바이러스 치료

Source: From Barankin B & Freiman A (2006).

사마귀

기술(description): 융기된, 거친 돔 모양의 결절이 검은 반점(혈전이 있는 모세혈관)을 동반

원인: 바이러스 감염에 의한 양성 피부 종양

처치: 자발적으로 소실되기도 하지만, 자주 재발함; 약국에서 파는 제거 세트를 사용할 수 있음; Duct tape을 6일간 사용하고 난 다음에 제거하고 씻은 다음에 사마귀를 다듬고 완전히 사라질 때까지 반복

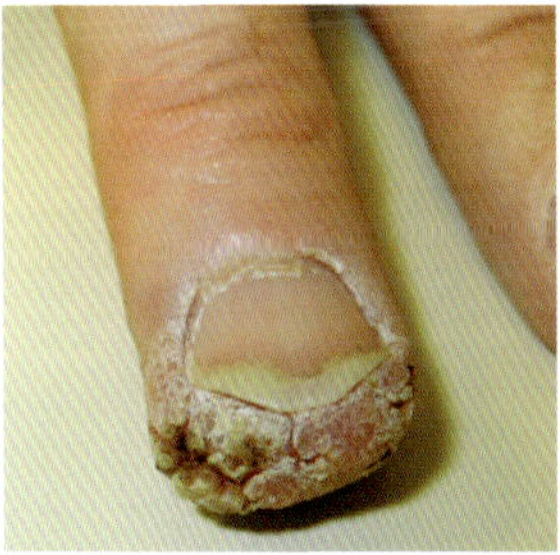

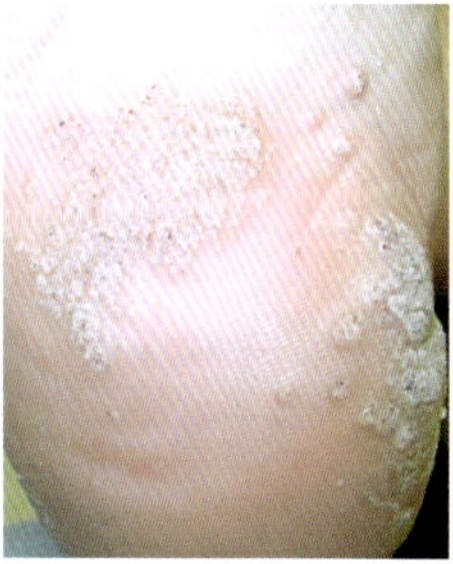

Source: From Barankin B & Freiman A (2006).

근골격계 병변

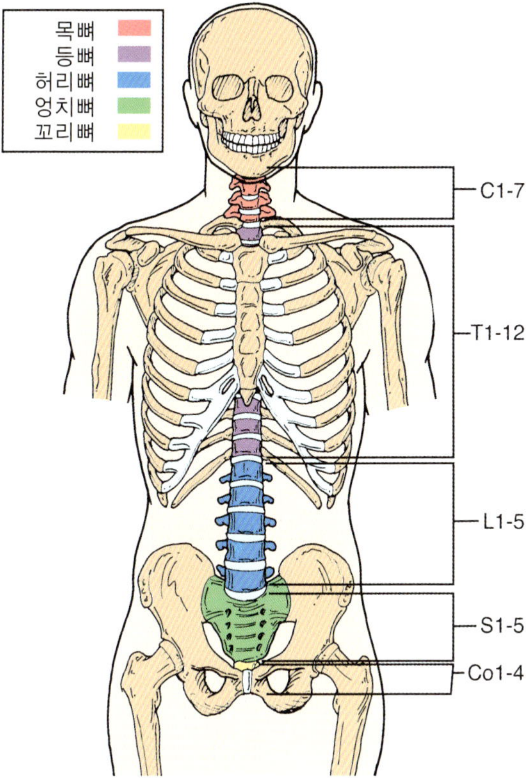

앞면(anterior)

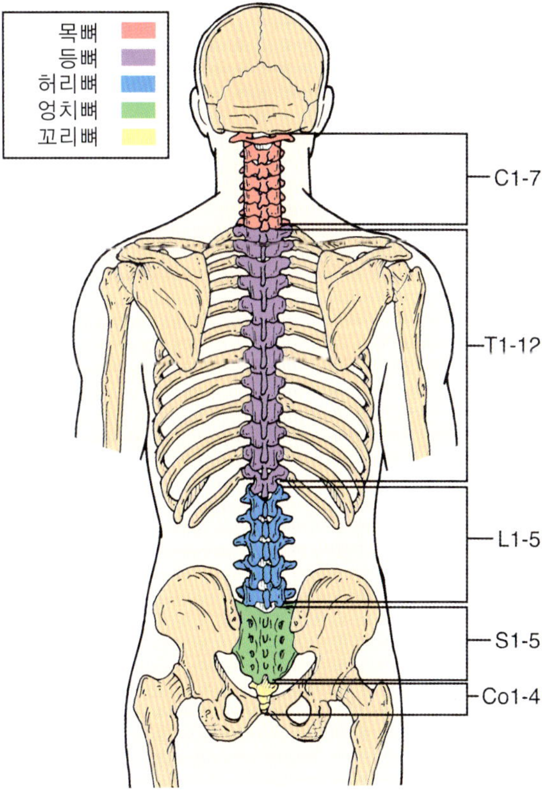

뒷면(posterior)

촉진 시 표면 경계물

척추	경계물
C1	꼭지돌기 1 손가락 너비 아래 뒤통수뼈융기 2 손가락 너비 아래
C2	아래턱뼈각 뒤통수뼈융기 3 손가락 너비 아래
C3-4	목뿔뼈 뒤쪽
C6	반지연골 높이에서의 뒤쪽 목
C7	가장 두드러진 목뼈 가시돌기
T2	어깨뼈 위쪽
T4	어깨뼈 가시
T7	어깨뼈 아래각
T10	칼돌기
T12	12번째 뜬갈비뼈
L3	배꼽 뒤쪽
L4	엉덩뼈능선
L5	허리 오목
S2	위뒤엉덩뼈가시
꼬리뼈 꼭대기	궁둥뼈거친면

Source: Anderson MK, Hall SJ & Martin M (2000).

턱관절 검사

턱관절 청진: 관절 운동 이상 또는 관절/디스크 손상 확인을 위해 사용; 턱관절 위, 귀구슬 바로 전방에 청진기를 대고 관절음의 존재를 청진; 문제를 발견하는데 예민하긴 하지만, 구조의 확인에 특이하지는 않음

해석:

- 열리면서 나는 클릭(click) = 정상 관계를 회복하기 위해 디스크의 뒷면 위로 관절융기가 이동하면서 클릭; 디스크는 관절융기의 전방에 위치; 클릭이 늦을수록 디스크는 더욱 앞쪽에 위치

- 역클릭(reciprocal click) = 열릴 때에는 관절융기가 디스크 아래로 움직이면서 디스크는 감소하며, 닫힐 때에는 관절융기가 후방으로 미끄러지며 디스크가 전방으로 이동하면서 두 번째 클릭 발생

가쪽 극

목적: 턱관절의 연부 조직을 평가

자세: 환자를 마주보고 시술자의 검지로 턱관절의 가쪽 극을 촉진

방법: 입을 수차례 벌렸다 닫음

해석: 양성 검사 = 증상의 증가 또는 재현 시 가쪽곁인대 또는 턱관절인대에 기인

바깥귀길

목적: 뒤쪽 척추원반을 평가

자세: 환자를 마주보고 시술자가 새끼손가락을 환자의 귀에 넣음

방법: 손가락을 앞쪽으로 압력을 가하면서 환자는 입을 벌렸다 다물었다 반복함

해석: 양성 검사 = 증상의 증가 또는 재현

동적 부하 검사

목적: 턱관절과 근육통을 구분하기 위해 턱관절에 부하 효과를 줌

자세: 한쪽 어금니 사이에 거즈를 물고 앉음

방법: 거즈를 꽉 물음

해석: 반대편에는 압박, 편측에는 신연; 양성 검사 = 턱관절에서 증상의 증가 및 재현

상지 신경역학 검사

정중신경 검사

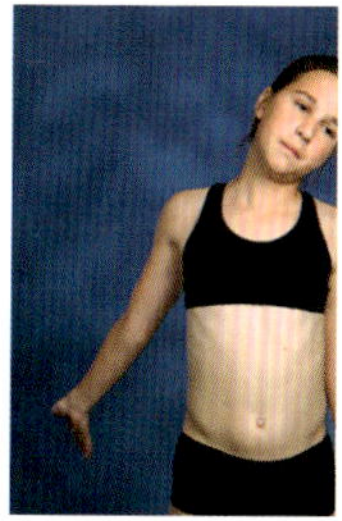

자세: 눕거나 앉은 자세에서 목을 반대쪽으로 기울이고 환측의 어깨를 내림

방법: 팔꿈치를 편 채로 어깨뼈 평면상에서 상지를 펴고, 아래팔을 뒤침시키고 손목과 손가락을 폄

해석: 양성 검사 = 상지 정중 신경의 분포 부위에 통증 또는 저린감

노신경 검사

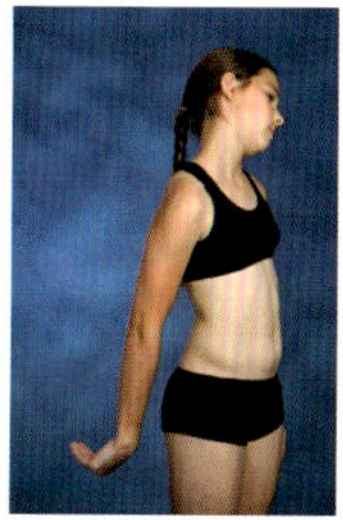

자세: 눕거나 앉은 자세에서 목을 반대편으로 기울이고, 환측의 어깨를 내림

방법: 팔꿈치를 편 채로 상지를 뻗고 아래팔은 엎침, 손목은 굽힘, 손가락은 폄

해석: 양성 검사 = 상지 노신경 분포부위에 통증 또는 저린감

자신경 검사

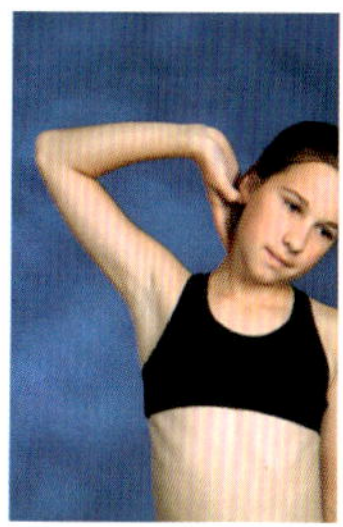

자세: 눕거나 앉은 자세에서 동측 어깨를 내림

방법: 어깨는 90° 바깥돌림 상태에서 벌림, 팔꿈치 굽힘, 아래팔 엎침, 손목과 손가락은 펴면서 손바닥을 동측 귀에 대려고 함

해석: 양성 검사 = 상지 자신경 분포부위에 통증 또는 저린감

척추 검사

팔신경얼기 손상 (Burner/Stinger)	
기전 = 목뼈 압박 또는 팔신경얼기의 당김으로 인한 신경뿌리의 충돌	
증후 및 증상: • 목뼈 5–6번 분포부위에서의 편측성 작열감 또는 감각이상 • 일시적인 상지 위약	**치료:** • 활동 제한, 얼음, 목 보호대 • 선수는 모든 증상이 소실된 후 운동에 복귀 가능 • 증상이 15분 이상 지속 시 방사선 검사를 위해 의사에게 의뢰해야 함

Source: Lillegard WA, Butcher KD & Rucker KS (1999); North American Spine Society (2002) at http://www.spine.org/articles/stingers.cfm.

Slump 검사

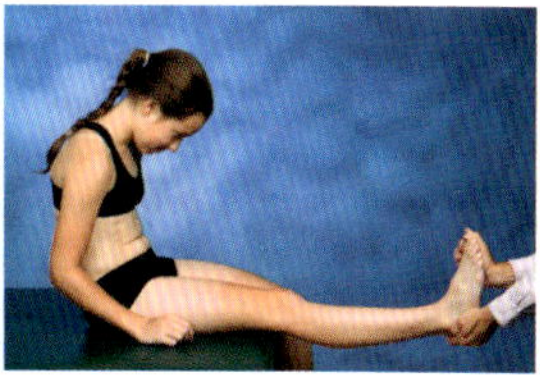

목적: 신경조직의 운동성을 평가

자세: 몸통을 구부린 자세로 앉음

방법: 고개를 숙인 자세에서 한쪽 다리의 무릎을 펴고 발목을 발등쪽으로 굽힘; 다른쪽 다리도 마찬가지로 반복

해석: 양성 검사 = 증상의 재현; 양측을 비교

목뼈 사이구멍(추간공) 신연 검사

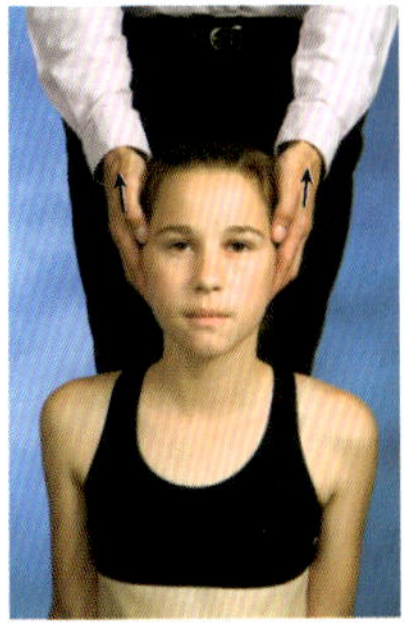

목적: 목의 운동성, 척추사이구멍의 크기와 신경뿌리 압박에 대한 평가

자세: 바로 눕거나 앉음

방법: 시술자가 목뼈를 당겨서 척추사이구멍을 넓히고, 후관절에 압박을 덜어줌

해석: 양성 검사 = 증상이 감소하는 경우, 효과적인 치료를 암시함. 통증 = 척추인대의 파열, 디스크의 파열이나 염증, 큰 디스크 탈출증 및 근육의 경련

Spurling 검사/목 사분면 증후

목적: 신경뿌리와 척추사이구멍 평가

자세: 앉음

방법: 환자의 뒤에서 깍지를 낀 손을 머리에 얹고, 목을 펴고, 가쪽으로 굽히면서 압박

해석: 양성 검사 = 연관통 또는 증상의 재현; 척추사이구멍의 압박과 관련된 여러 가지 구조물을 의미

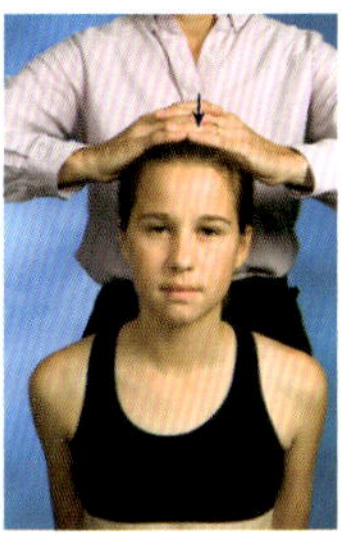

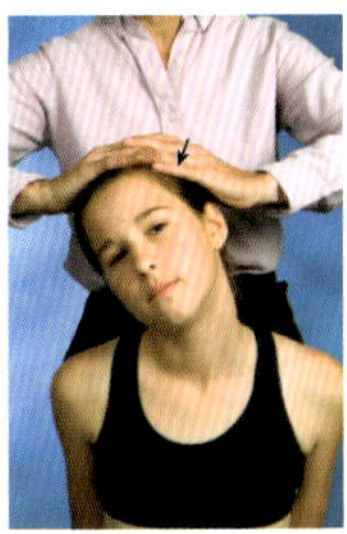

척추 동맥 검사

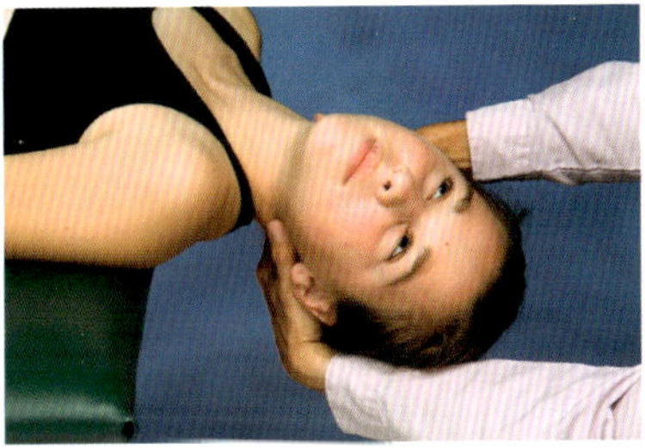

목적: 속목동맥의 혈류 상태 평가

자세: 바로 누움

방법: 환자의 뒤통수에 손을 놓고 당기면서 목뼈를 옆으로 구부리고, 45° 회전시킨 후 30초간 자세를 유지; 동공 및 상태를 파악하면서 환자와 대화를 지속; 반대방향으로 회전하면서 반복

해석: 양성 검사 = 척추동맥이 막히면 정상 혈액순환을 방해하고, 구역질 및 어지럼, 시야가 흐려지며 귀울림, 혼돈, 안구진탕, 편측 동공 크기 변화가 나타남

날개 인대 검사

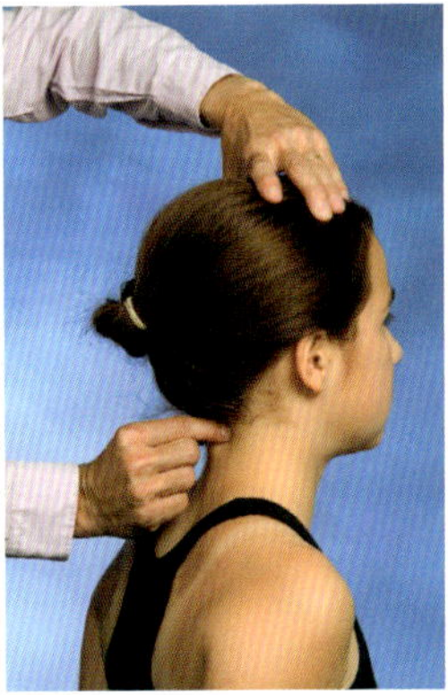

목적: 날개 인대의 상태 평가

자세: 바로 누움

방법: 제2목뼈 가시돌기를 촉진하면서 목을 옆으로 굽힘

해석: 정상에서 우측으로 회전 및 옆으로 굽히면 좌측 인대가 늘어나고, 앞으로 굽히면 양측 인대를 긴장시킴. **양성 검사** = 목뼈 2번의 움직임 저하는 날개 인대의 병변을 시사 (류마티스 관절염 환자에서 가장 흔함)

가로인대 검사

목적: 십자인대의 가로인대 부분 검사

자세: 시술자의 손에 머리를 걸치면서 누움

방법: 제2목뼈를 확인하고 척추뼈고리를 뒤쪽에서 시술자의 양 엄지손가락으로 안정화한 후, 뒤통수를 손으로 들어 받치면서 머리를 앞쪽으로 이동시킴; 이렇게 해서 머리와 제1목뼈를 제2목뼈 앞으로 이동시킴; 15~30초 동안 유지함

해석: 양성 검사 = 현기증, 안구진탕, 안면 또는 상지의 이상 감각. 가로인대 병변으로 인한 고리중쇠 불안정성을 시사

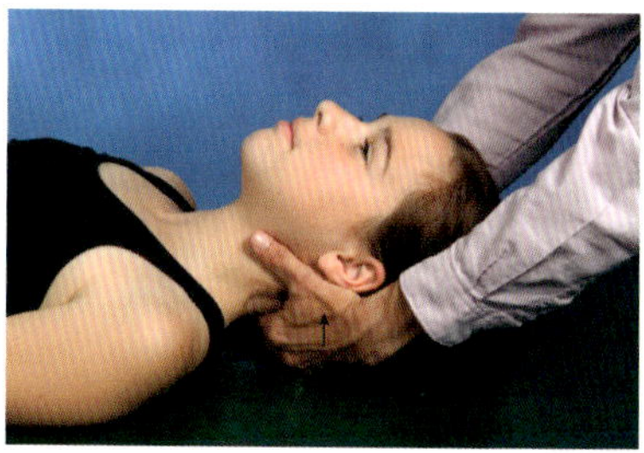

가쪽 및 앞뒤 압박 검사

목적: 갈비뼈 골절 검사

자세: 바로 누움

방법: 시술자의 손을 환자의 가슴우리(흉곽)에 대고 양옆에서 누름. 같은 방법으로 앞뒤로 가슴우리를 압박

해석: 양성 검사 = 갈비뼈 골절 또는 갈비연골 결합부위 분리로 인한 통증

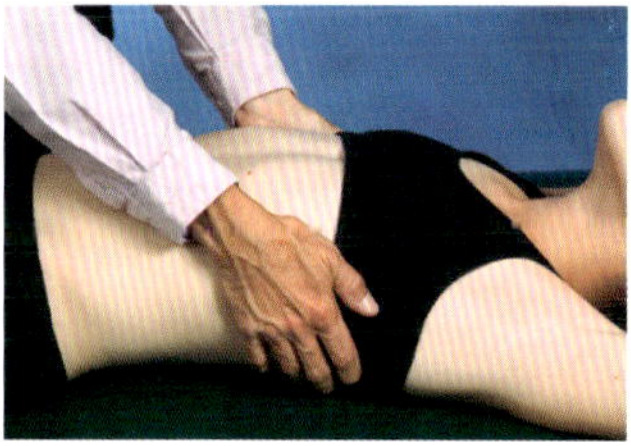

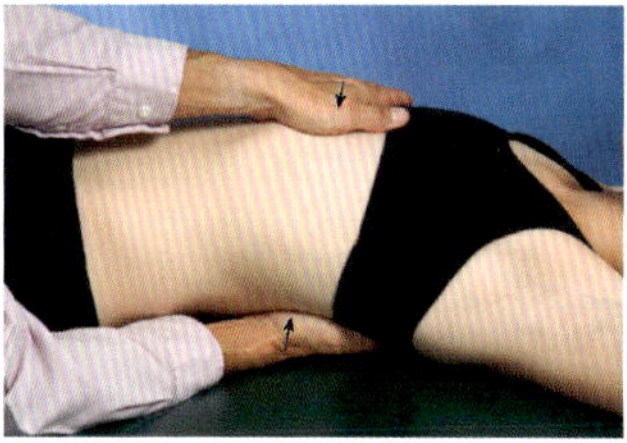

갈비뼈 운동 검사

목적: 갈비뼈의 운동성 평가

자세: 바로 누움

방법: 환자가 숨을 내쉴 때 갈비뼈의 앞뒤 움직임을 촉진함.

해석: 숨을 들이쉴 때 제 1–6 갈비뼈까지는 앞뒤가 넓어지며 7–10 갈비뼈는 양동이 손잡이 운동에 의해 8–12 갈비뼈는 캘리퍼스 운동에 의해 가쪽으로 넓어진다 = 숨을 내쉴 때 갈비뼈가 움직이지 않으면 갈비뼈가 올라가 있는 상태를 의미함. 숨을 들이쉴 때 갈비뼈의 운동이 감소되면 갈비뼈가 내려가 있는 상태를 의미함.

Beevor 징후

목적: 배 근육의 상태 평가

자세: 무릎을 구부리고 발바닥을 바닥에 대고 누움

방법: 배꼽의 움직임을 관찰하여 머리와 어깨를 바닥에서 뗌

해석: 배꼽은 직선상에 유지되어야 함; 양성 검사= 배꼽이 움직이는 방향에 따라 그 반대편 근육이 약하다고 평가

허리네모근 검사

목적: 허리네모근 근력 검사

자세: 팔꿈치를 대고 한쪽으로 누움

방법: 동측의 엉덩이를 들어올려 등과 다리의 정렬을 바르게 함

해석: 양성 검사= 엉덩관절을 들어올리기 힘들 때 허리네모근 약화를 진단

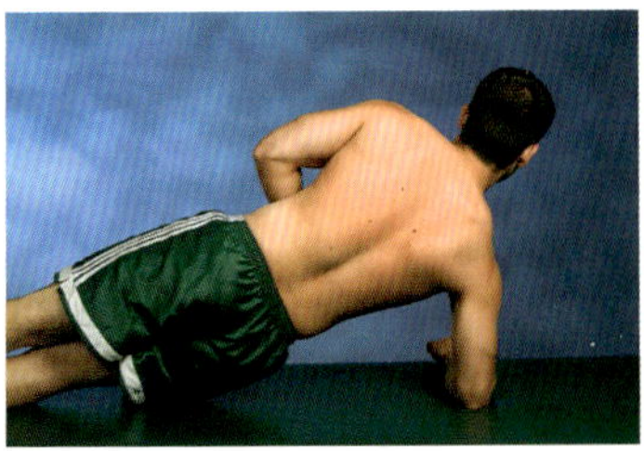

앉은 자세/선 자세에서 앞쪽 굽힘 검사

목적: 엉덩뼈와 엉치뼈의 움직임 평가

자세: 서거나 앉음

방법: 환자가 손을 뻗고 허리를 구부려 바닥으로 향할 때 뒤위엉덩뼈가시를 촉진함

해석: 분절운동이 허리뼈에서 시작해서 엉치뼈, 골반골 순으로 이루어짐; 양성 검사 = 비대칭적인 움직임, 병변측의 움직임이 더 많음

Gillet의 행진 검사

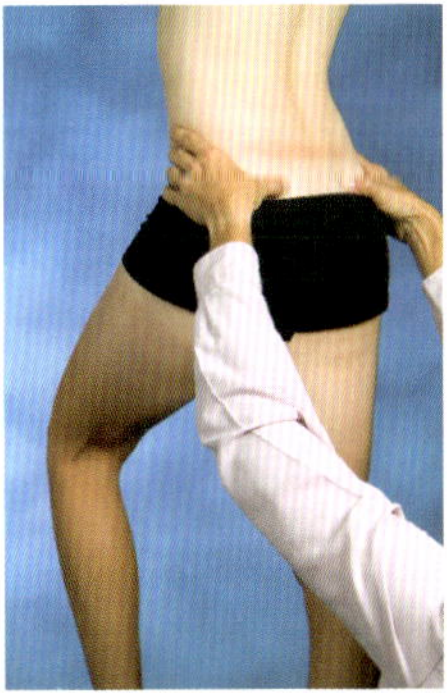

목적: 골반골의 운동성 평가

자세: 선 자세

방법: 한 손으로 뒤위엉덩뼈가시를 만지고 다른 손가락으로 안쪽 엉치뼈능선을 촉진하여 환자로 하여금 엉덩관절을 90~120° 구부리도록 함

해석: 정상 = 허리뼈, 엉치뼈, 엉덩뼈의 움직임이 대칭적임; 양성 검사 = 비대칭적이거나 뚝소리가 나고 통증 동반 시

누웠다가 앉기 검사

목적: 엉덩뼈의 위치 검사

자세: 양다리를 뻗고 누움

방법: 윗몸일으키기를 할 때 안쪽 복사뼈를 촉진

해석: 양성 검사 = 다리가 길어질 때 = 엉덩뼈의 뒤쪽 돌림, 다리가 짧아질 때 = 엉덩뼈의 앞쪽 돌림

허리뼈 사분 검사

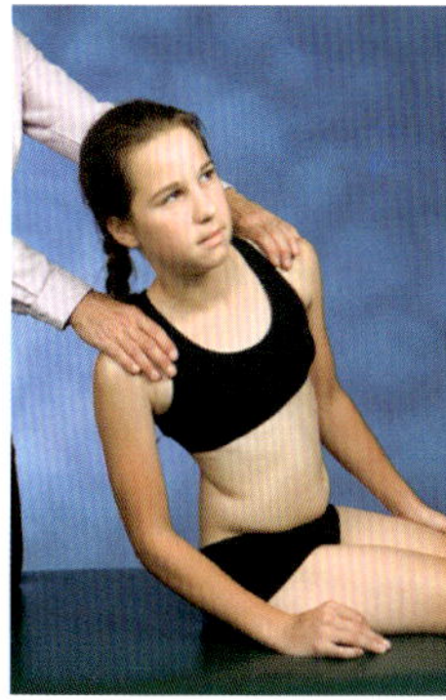

목적: 신경뿌리와 척추사이구멍 평가

자세: 서거나 앉음

방법: 허리를 펴며 옆으로 구부리며 회전하고 어깨에서 압박을 가함

해석: 양성 검사 = 신경뿌리가 압박되어 다리가 저리는 증상이 나타남

Stoop 검사

목적: 신경성/혈관성 간헐적 파행을 구분

자세: 선 자세

방법: 증상이 발생할 때까지 빠르게 걷고, 그 다음에는 앞으로 구부리거나 앉음

해석: 양성 검사 = 증상이 앞으로 구부려서 즉시 완화되면, 파행은 신경성; 고정 자전거에서도 시행 가능

하지 직거상 검사(SLR Test)

목적: 신경의 운동성 검사

자세: 기본적 하지 거상 검사 자세 = 엉덩관절을 굽히고, 모음, 안쪽돌림시키며 무릎을 폄

방법: 특이 신경을 자극하게 위해 다음의 방법을 추가

해석: 양성 검사 = 증상의 재현

신경 이상을 보기 위한 방법:	자극되는 신경:
A. 발목 발등굽힘	궁둥신경
B. 발목 발등굽힘, 외번 & 발가락 폄	정강신경
C. 발목 발등굽힘 & 내번	장딴지신경
D. 발목 발바닥쪽굽힘 & 내번	온종아리신경

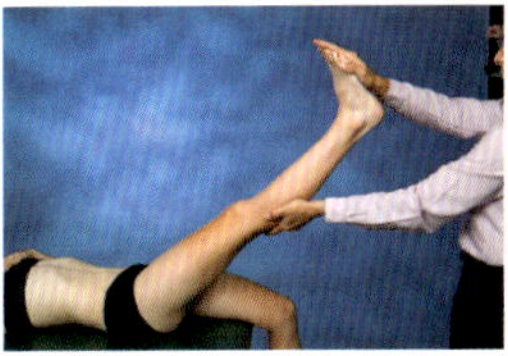

A

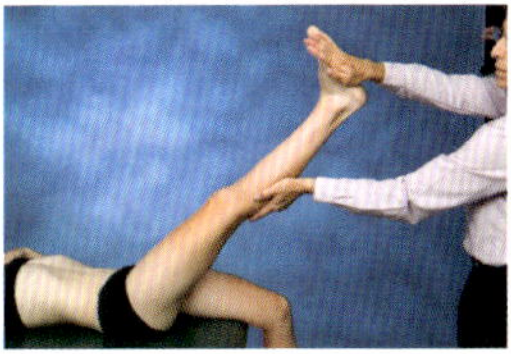

B

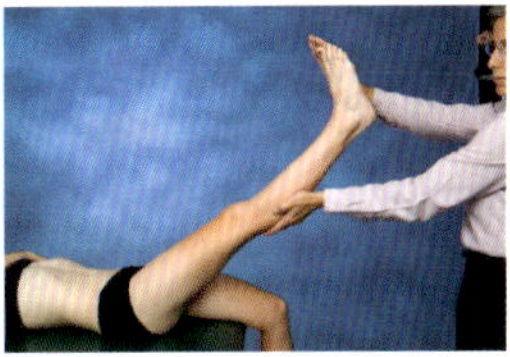

C

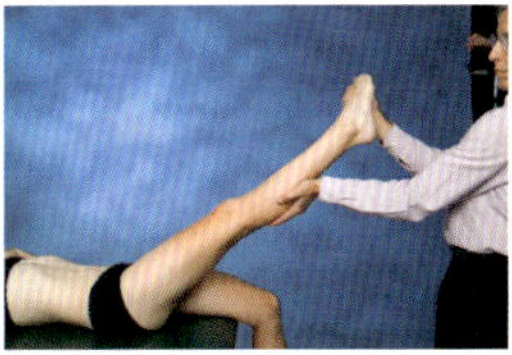

D

엎드려 무릎 구부리기

목적: 신경의 운동성 검사

자세: 기본 검사 자세 = 엎드려 무릎을 구부림

방법: 특이 신경을 자극하게 위해 다음의 방법을 추가

해석: 양성 검사 = 증상의 재현

신경 이상을 보기 위한 방법:	자극되는 신경:
무릎 굽힘	넙다리신경 (L2~4)
엉덩관절 모음, 무릎 굽힘	가쪽 넙다리 피부신경
엉덩관절 모음, 바깥돌림, 무릎 폄, & 발목 발등굽힘, 외번	두렁신경

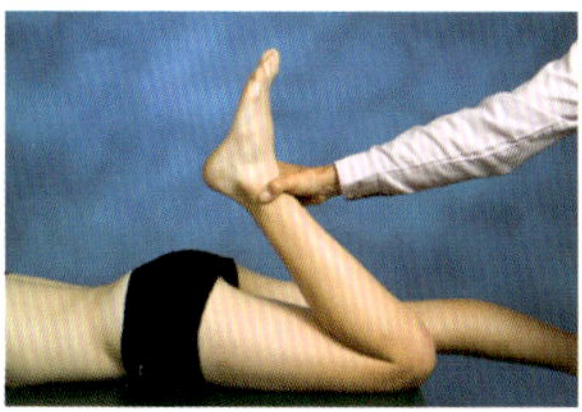

엉치엉덩관절 뒤쪽 압박 검사 (앞쪽 간격)

목적: 엉치엉덩관절 병변 평가

자세: 바로 누워 환자의 앞위엉덩뼈가시 위에 손을 교차시켜 놓음

방법: 앞위엉덩뼈가시의 가쪽에 손으로 압박을 가함

해석: 양성 검사 = 증상의 재현

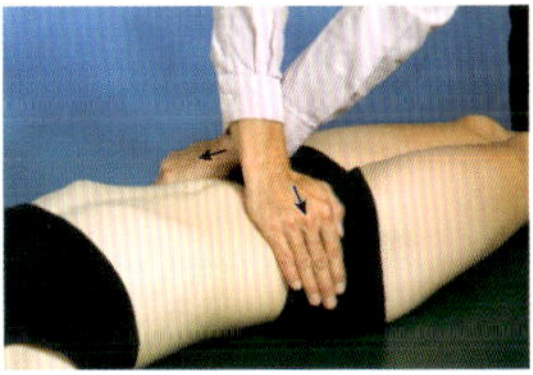

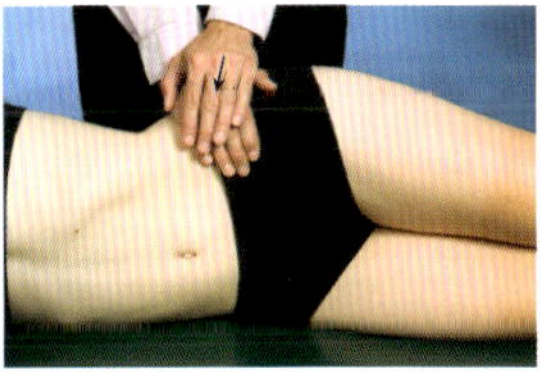

엉치엉덩관절 뒤쪽 간격 검사 (엉덩뼈능선 압박 검사)

목적: 엉치엉덩관절 병변 평가

자세: 옆으로 누움

방법: 앞쪽에서 아래쪽으로 힘을 가하면서 엉치엉덩관절의 뒤쪽에 공간이 생기도록 함

해석: 양성 검사 = 엉치엉덩관절 통증 재현

Hoover 검사

목적: 꾀병에 대한 검사

자세: 바로 누움

방법: 양손으로 환자의 뒷꿈치를 받치고 환자로 하여금 한쪽 다리를 들도록 시킴

해석: 양성 검사 = 한쪽 다리를 일부러 들지 않는 경우, 반대편 다리에 아래쪽으로 힘을 가하지 않음

턱관절 및 척추 검사	예민도	특이도	참고문헌
턱관절 – 딸깍소리의 손가락 촉진	43	75	Dworkin
Slump	83	55	Stankovic
목뼈사이구멍 폄	40–44	90–100	Viikari–Juntura; Wainner/Fritz
Spurling 검사	30–60	74–100	Tong; Viikari–Juntura; Wainner/Fritz
앞쪽 굽힘 검사	17	79	Levangie
Gillet 행진 검사	8–43	68–93	Dreyfuss; Levangie
누웠다 일어나기	44	64	Levangie
하지직거상	76–96	10–45	Albeck; Knuttson; Kosteljanetz
엉치엉덩관절 압박	7–69	69–100	Albeck; Laslett; Russell
엉치엉덩관절 간격 증가/분리	4–60	81–100	Albeck; Blower/Griffin; Laslett; Russell
엉치엉덩관절 cluster = 서서 굽힘, 뒤위엉덩뼈가시 촉진, 누웠다 오래 앉아 있기, 엎드려 무릎 굽힘	82	88	Cibulka
엉치엉덩관절 cluster = 분리, 허벅지 밀기, Gaenslen's, 압박, 천추 밀기	91	78	Laslett/Young
엉치엉덩관절 cluster = 허벅지 밀기, 분리, 엉치뼈 밀기, 압박	88	78	Laslett/Aprill

Source: From Gulick D (2005).

봉우리빗장 검사

수평모음 검사

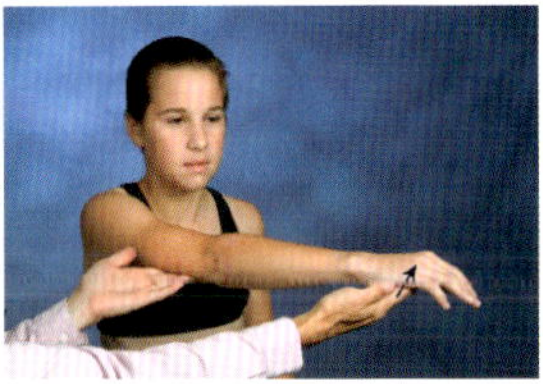

목적: 봉우리빗장 병변의 평가

자세: 앉음

방법: 어깨를 90° 굽힌 상태에서 상지를 수평으로 모음

해석: 양성 검사 = 봉우리빗장 관절에서 통증

봉우리빗장 전단 검사

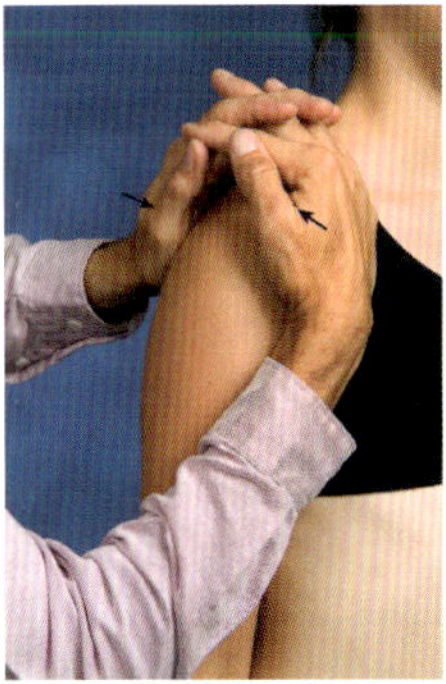

목적: 봉우리빗장 염좌 평가

자세: 앉은 자세로 상지를 옆에 붙임

방법: 검사자가 손가락을 깍지 끼고 봉우리빗장관절을 감쌈. 손을 꽉 쥐면서 봉우리빗장관절을 압박

해석: 양성 검사 = 통증이나 심한 움직임은 봉우리빗장관절 손상을 의미

봉우리빗장 검사	예민도	특이도	참고문헌
봉우리빗장 전단검사	100	97	O'Brien

부리빗장인대 검사

목적: 부리빗장인대 평가

자세: 환측을 위로 하고 누움

방법: 환측 상지를 등 뒤에 놓고 마름인대에 스트레스를 가하기 위해 어깨뼈 안쪽 경계를 갈비뼈에서 먼방향으로 당기고, 원뿔인대를 자극하기 위해서 어깨뼈의 아래각을 갈비뼈에서 먼방향으로 당김

해석: 양성 검사 = 통증

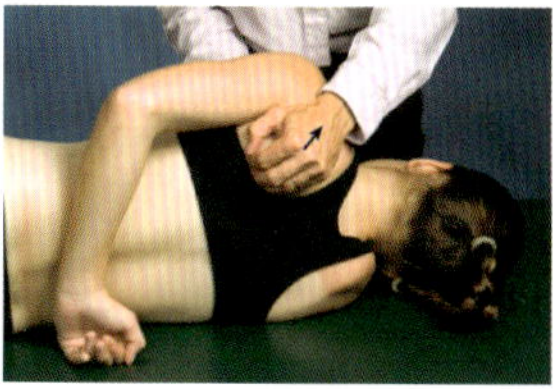

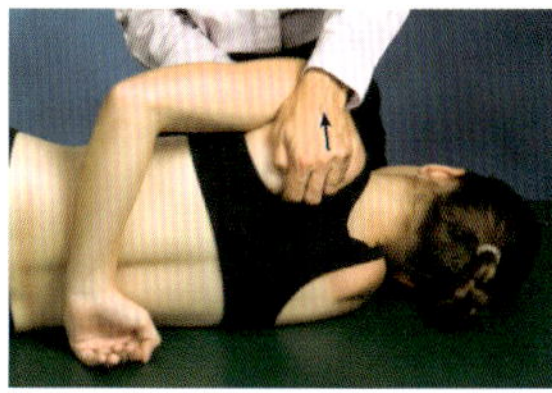

어깨 검사

빈깡통 (Empty can) 검사

목적: 가시위근 검사

자세: 앉음

방법: 상지를 안쪽돌림시킨 상태로 어깨뼈면으로 90° 들어올리면서 저항을 가함

해석: 양성 검사 = 통증 또는 위약의 재현

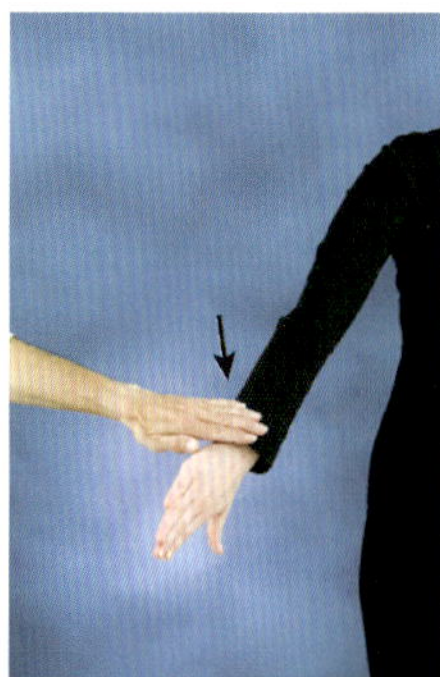

가득 찬 깡통 (Full can) 검사

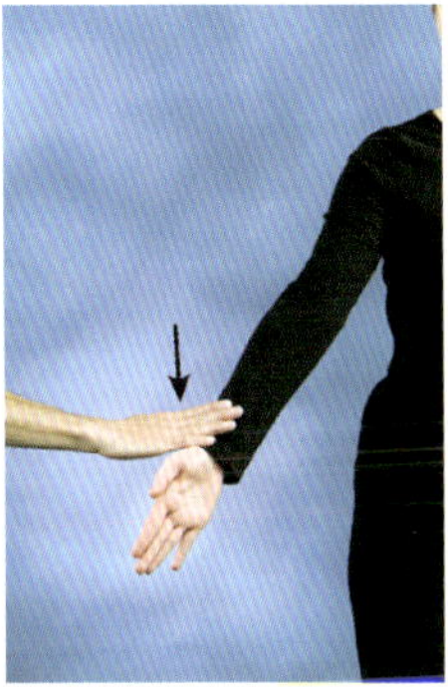

목적: 가시위근 검사

방법: 상지를 바깥돌림시킨 상태로 어깨뼈면으로 90° 들어올리면서 저항을 가함

해석: 양성 검사 = 통증 또는 위약의 재현

낙하 징후 (Dropping sign)

목적: 가시아래근 검사

자세: 앉음

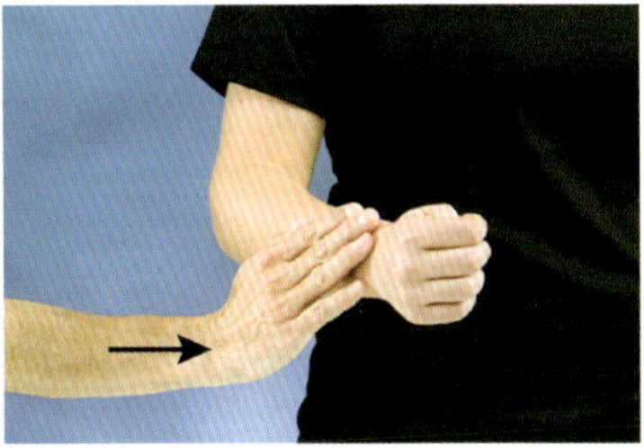

방법: 어깨를 45° 안쪽돌림시킨 상태로 측면에 놓고 팔꿈치는 90° 굽힌 후 바깥돌림시키면서 저항을 줌

해석: 양성 검사 = 통증 또는 위약의 재현

Hornblower 검사 (Patte 검사)

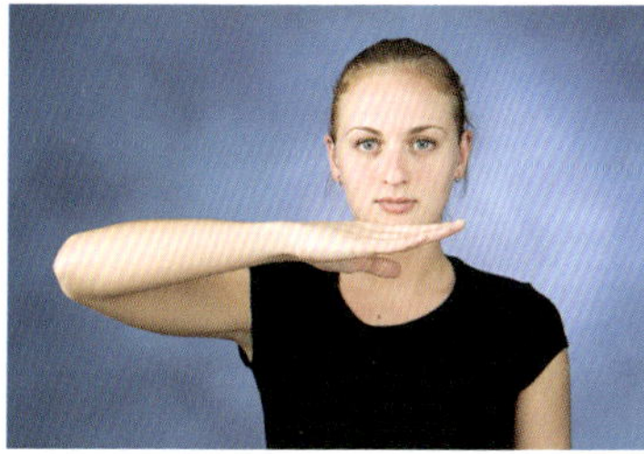

목적: 작은원근 검사

자세: 앉음

방법: 어깨를 90° 벌림, 팔꿈치는 굽혀서 손이 입까지 오도록 함 (나팔을 부는 듯)

해석: 양성 검사 = 통증의 재현 또는 상지를 바깥돌림 상태로 유지 불가

Gerger의 거상 징후

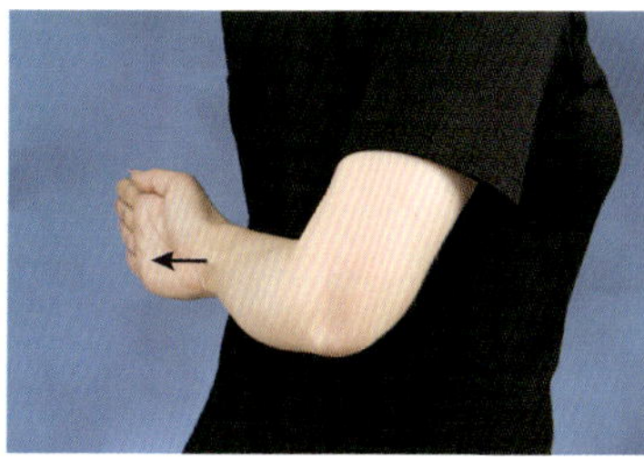

목적: 어깨밑근 검사

자세: 앉음

방법: 손을 허리 굽이에 놓고 안쪽돌림시키면서 저항을 가함

해석: 양성 검사 = 통증 또는 위약의 재현; 들어올리지 못함; (파열 시에는 좋은 검사 또는 부분 파열 또는 충돌 존재 시에는 불명확) 자세를 취하지 못하면 배 압박을 시행함

배 압박 또는 나폴레옹 징후

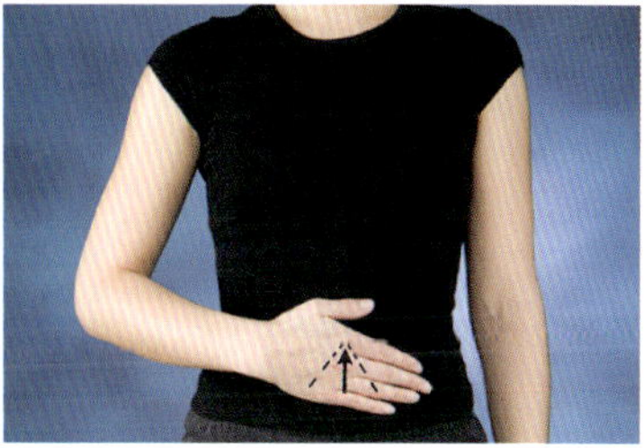

목적: 어깨밑근 검사

자세: 앉음

방법: 손을 아랫배에 놓고 배를 손으로 누름

해석: 양성 검사 = 통증의 재현 또는 안쪽돌림 불능; 상지 올림이 대신 초래될 수 있음

Hawkins/Kenndy 검사

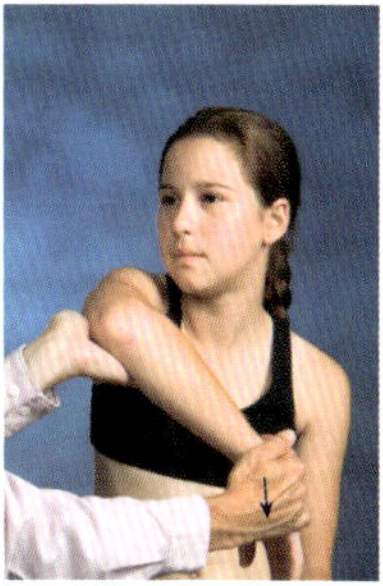

목적: 충돌 검사

자세: 앉음

방법: 어깨 90° 굽힘, 최대 안쪽돌림

해석: 양성 검사 = 큰결절과 부리빗장활 사이에서 가시위근이 충돌하면서 어깨 통증 유발

Neer 검사

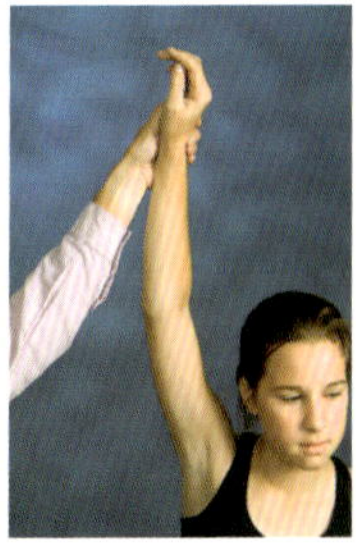

목적: 충돌 검사

자세: 앉음

방법: 수동적으로 위팔뻐 안쪽돌림 자세에서 상지를 완전 굽힘

해석: 양성 검사 = 통증은 가시위근 또는 위팔두갈래근 긴갈래의 충돌을 의미

충돌해소 검사

목적: 충돌을 확진

자세: 앉음

방법: 상지를 Neer 자세로 올리기 전에 오목위팔관절을 아래로 미끄러 내림

해석: 양성 검사 = 아래로 미끄러 내리면서 올릴 때 통증의 감소 또는 소실

고랑징후 (Sulcus sign)

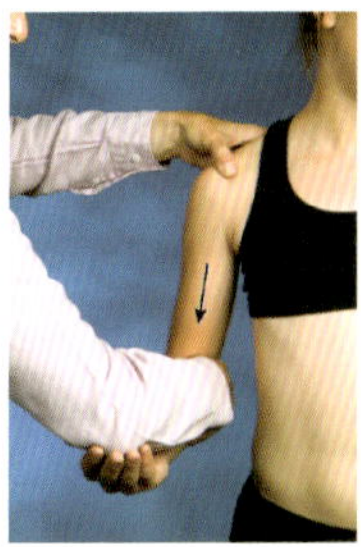

목적: 아래쪽 불안정성이나 봉우리빗장관절의 상태 평가

자세: 어깨는 중립, 팔꿈치는 90° 굽히고 앉음

방법: 어깨관절면을 촉진하면서 아래팔을 지렛대로 사용하며 힘을 주어 위팔뼈를 아래로 당김

해석: 양성 검사 = 1 손가락 두께 이상의 공간이 어깨관절선 또는 봉우리빗장관절에서 촉진

Apprehension 검사

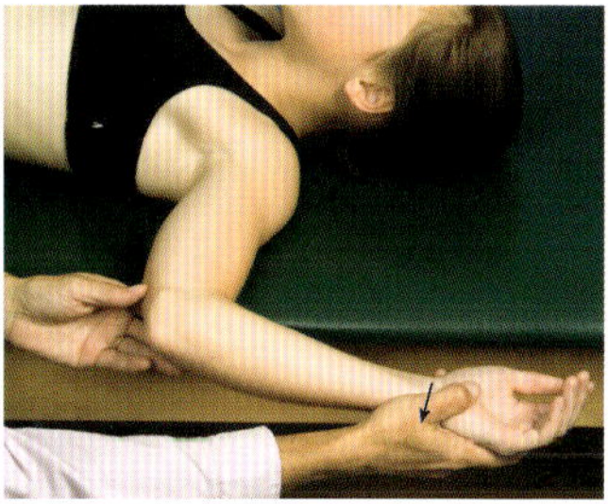

목적: 앞쪽 불안정성 평가

자세: 바로 누움

방법: 어깨를 90° 벌리고, 바깥돌림하기 시작

해석: 양성 검사 = 이러한 자세가 환자로 하여금 어깨 탈구에 대한 불안 또는 통증을 초래

Jerk 검사

목적: 뒤쪽 불안정 검사

자세: 상지를 안쪽돌림, 어깨/팔꿈치 90° 굽히고 앉음

방법: 환자의 팔꿈치를 잡고 위팔뼈의 몸쪽을 밀며 이 때 상지는 수평모음 방향으로 움직이도록 함

해석: 양성 반응 = 위팔뼈머리가 뒤쪽탈구되면서 확 빠지는 느낌이 듦. 상지가 벌려진 상태로 돌아올 때 위팔뼈머리가 갑자기 정복되며 이차 jerk/clunk 발생

Speed 검사

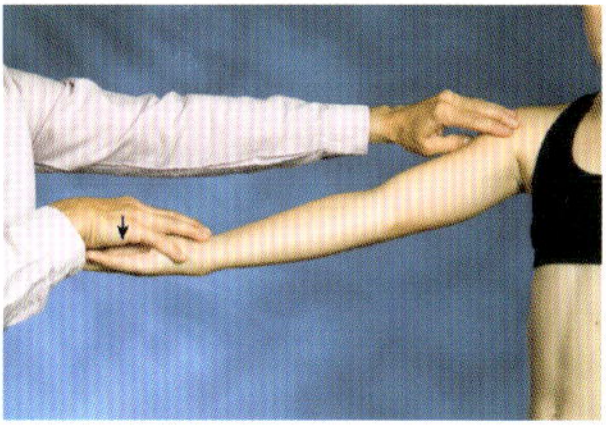

목적: 위팔두갈래근힘줄염 또는 관절테두리 문제 평가

자세: 어깨를 75~90° 벌린 상태로 앉아서 팔꿈치를 펴고 아래팔을 뒤침시킴

방법: 올릴 때 저항을 가함

해석: 양성 검사 = 위팔두갈래근힘줄염 시 통증 및 관절테두리 문제 시 불안정한 느낌

위팔두갈래근 부하검사

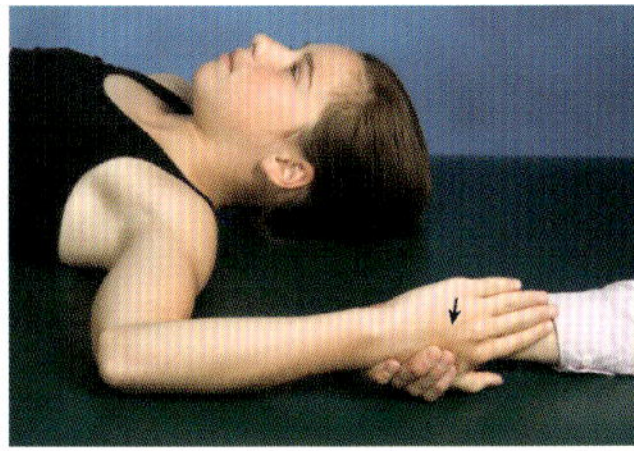

목적: 관절테두리 평가

자세: 누워서 어깨를 90~120° 벌림, 팔꿈치는 90° 폄

방법: 팔꿈치 굽힘/뒤침 상태에서 저항을 주면서 위팔두갈래근에 부하

해석: 양성 검사 = 위팔두갈래근이 관절테두리를 잡아당기며 통증을 유발

통증 유발 검사

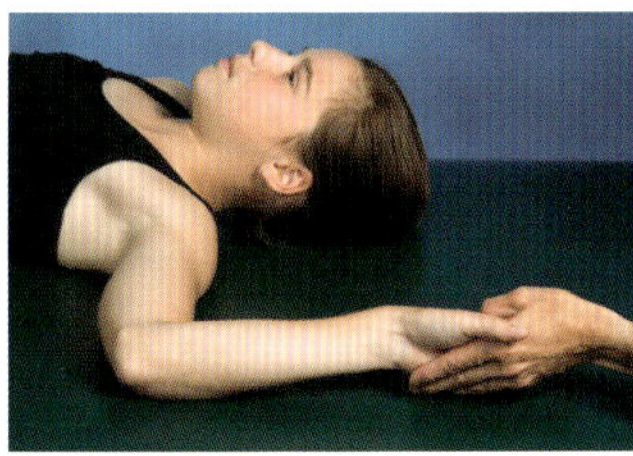

목적: 관절테두리 평가

자세: 누워서 어깨는 90° 벌림, 팔꿈치는 90° 굽힘

방법: 아래팔을 최대 엎침시키면서 위팔두갈래근을 잡아 당김

해석: 양성 검사 = 위팔두갈래근이 관절테두리를 잡아당겨 관절의 위쪽(위관절테두리)에 통증을 유발

Crank 검사

목적: 관절테두리 평가

자세: 앉은 자세에서 상지를 160° 올리고 팔꿈치를 90° 굽힘

방법: 위팔뼈를 안쪽돌림/바깥돌림하면서 압박을 가함

해석: 양성 검사 = 통증이나 염발음(MRI 보다 정확도가 높음)

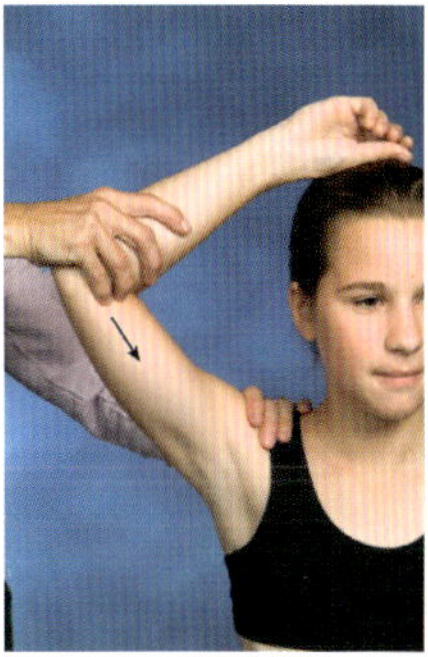

Source: From Gulick D (2005).

Kim 검사

목적: 관절테두리 평가

자세: 상지를 어깨뼈 평면상으로 130°까지 올리고, 팔꿈치는 90° 굽힘

방법: 위팔뼈에 아래로 압박을 가함

해석: 양성 검사 = 통증 또는 염발음

O' Brien 검사

목적: 관절테두리와 봉우리빗장관절 평가

자세: 상지를 90° 올리고 10° 모음, 최대 안쪽돌림(엎침)

방법: 안쪽돌림 상태로 저항을 주며 올리고, 다음에는 바깥돌림(뒤침) 상태로 반복함

해석: 양성 검사 = 안쪽돌림보다 바깥돌림 시에 통증을 느끼는 경우. 통증이 관절내에서 느껴지는 경우는 관절테두리 병변, 어깨 위쪽에서 느껴지는 경우는 봉우리빗장관절 병변

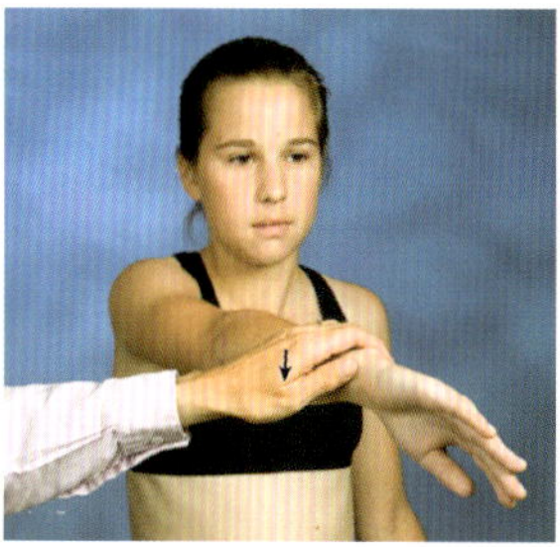

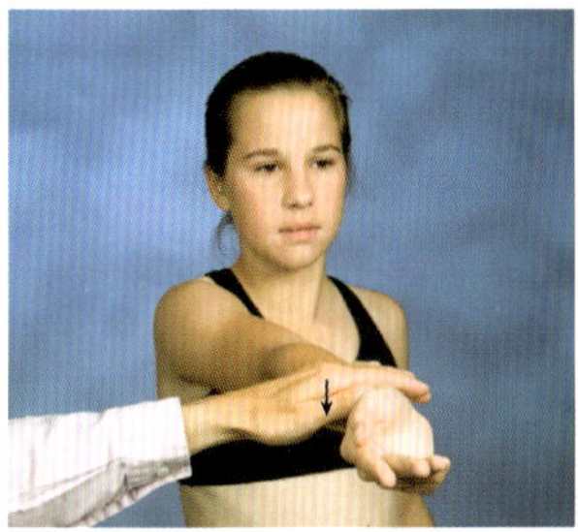

Yergason의 검사

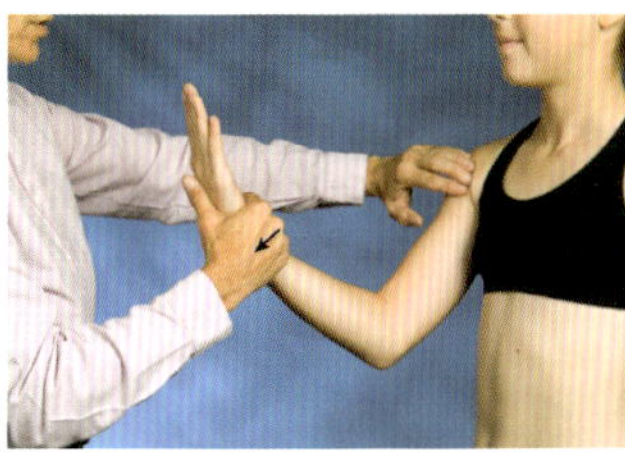

목적: 가로위팔인대 및 관절테두리 검사

자세: 어깨를 중립위치하고 팔꿈치를 90° 굽힌 후, 아래팔을 뒤침

방법: 뒤침 상태로 팔꿈치를 저항을 주며 굽힘

해석: 양성 검사=힘줄윤활막염으로 인한 통증; 딸각거리거나 툭 소리를 냄

어깨 검사	예민도	특이도	참고문헌
근육둘레띠(회전근개)			
Empty can - 통증	44-100	50-90	Hertel; Itoi; Leroux; Park; Ure
Empty can - 위약	77	68	Itoi
Full can - 통증	66	64	Itoi
Full can - 위약	77	74	Itoi
Drop sign	20	100	Hertel
Gerber's lift off	62-89	98-100	Gerber; Hertel
충돌			
Hawkins Kennedy	72-92	25-66	Calis; Park; Tennet
Neer's	68-95	25-68	Park; Walsworth
불안정성			
Jerk	73	98	Kim, Park
관절테두리 파열			
Speed's	9-100	70-87	Guanche; O'Brien
Biceps load	91	97	Kim/ha/Ahn
통증 유발	17-100	90	Mimori; Parentis
Crank	39-91	67-93	Guanche; Liu
Kim	80	94	Kim, Park
강제 벌림	67	67	Nakagawa
O'Brien's	47-100	41-98	Burkhart; Guanche; McFarland; O'Brien
Yergason's	9-12	93-96	Guanche

가슴문증후군 (TOS)

"중요 원칙": 모든 TOS 검사에서 머리는 엄지를 따라 회전함

Adson 검사

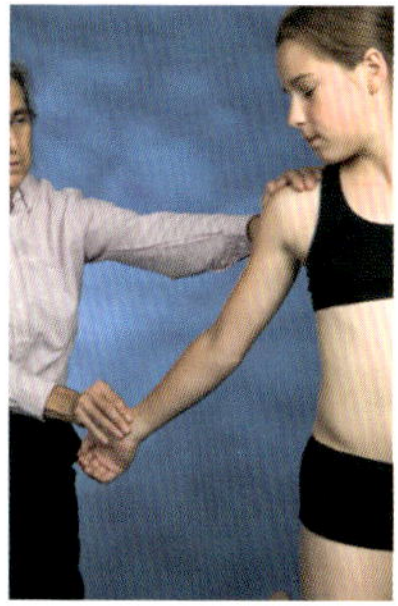

목적: 목갈비근 삼각에서 가슴문증후군을 평가

자세: 앉음

방법: 노동맥을 촉진하면서 상지를 벌림, 폄 및 바깥돌림시키고, 환자의 머리를 환측으로 회진시킨 후, 심호흡을 하게 하고 숨을 참도록 함

해석: 양성 검사 = 노동맥 맥박의 소실 또는 감소가 증상의 재현과 동반

Wright의 과다벌림 검사

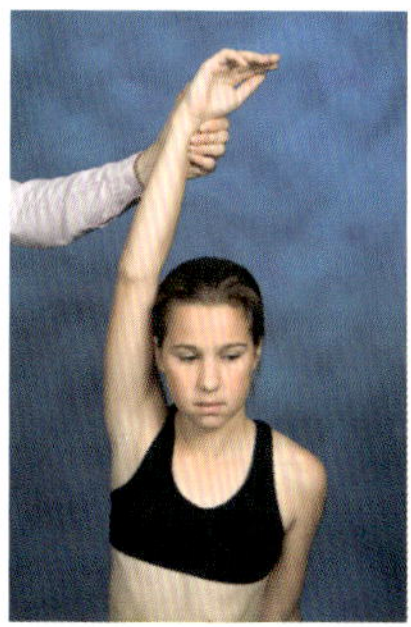

목적: 부리돌기, 갈비뼈 및 작은가슴근에서 가슴문증후군을 평가

자세: 앉음

방법: 노동맥을 촉진하면서 상지를 바깥돌림 상태에서 180°까지 벌리고, 심호흡을 한 뒤 숨을 참도록 함

해석: 양성 검사 = 노동맥 맥박의 소실 또는 감소가 증상의 재현과 동반

군대차려자세 검사(Military Brace Test)

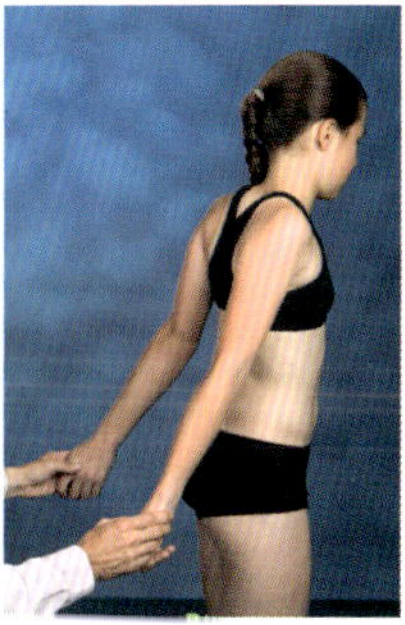

목적: 제1갈비뼈 및 빗장뼈에서 가슴문증후군을 평가

자세: 앉음

방법: 노동맥을 촉진하면서 어깨를 폄 및 벌림 위치로 당기고, 목을 과다폄시킴(과장된 군대차려 자세)

해석: 양성 검사 = 노동맥 맥박의 소실 또는 감소가 증상의 재현과 동반

Allen의 검사

목적: 작은가슴근에서 가슴문증후군을 평가

자세: 앉음

방법: 어깨는 90° 벌림, 팔꿈치는 90° 굽힘 상태에서 머리는 반대편으로 돌리고, 심호흡을 한 뒤 숨을 참도록 함

해석: 노동맥 맥박의 소실 또는 감소가 증상의 재현과 동반

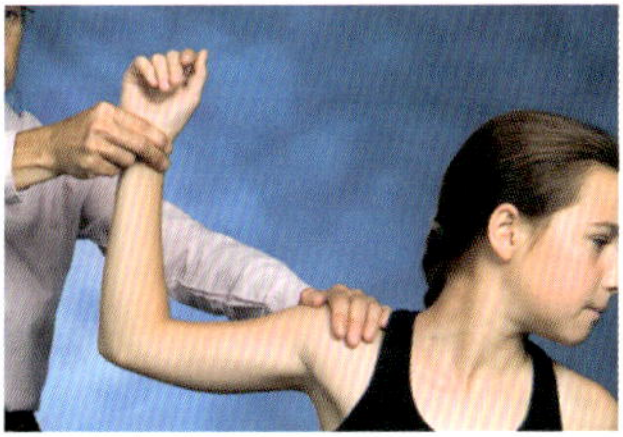

가슴문증후군	예민도	특이도	참고문헌
Adson's		74-89	Rayan/ Jensen
Wright's - 맥박	70	53	Gillard
Wright's - 통증	90	29	
과다벌림 - 맥박	52	90	Gillard
과다벌림 - 통증	84	40	
Roos	82-84	30-100	Cook; Gillard
Adson's + Wright's (통증)	79	76	Gillard
Adson's + Roos	72	82	
Adson's + 과다벌림 (통증)	72	88	
Adson's + Wright's (맥박)	54	94	
Wright's (통증) + Roos	83	47	
Wright's (통증) + 과다벌림 (통증)	83	50	
Wright's (맥박) + 과다벌림 (맥박)	63	69	

팔꿈치 검사

내반(varus) 부하 검사

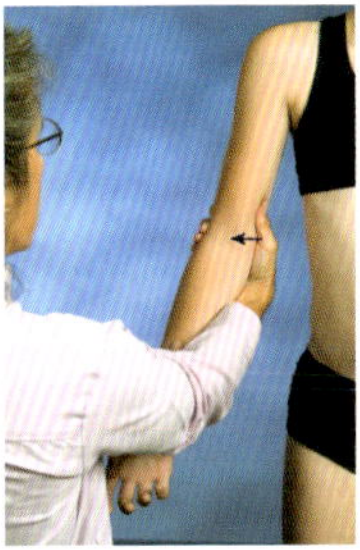

목적: 가쪽(노쪽) 곁인대 평가

자세: 팔꿈치를 약간 굽히고 위팔뼈를 팔꿈치 몸쪽에서 고정 (엎드린 자세에서의 검사가 안정성을 높임)

방법: 관절면에 내반력을 가해 가쪽곁인대에 부하

해석: 양성 검사 = 통증 또는 관절 간격 증가/불안정성

외반(valgus) 부하 검사

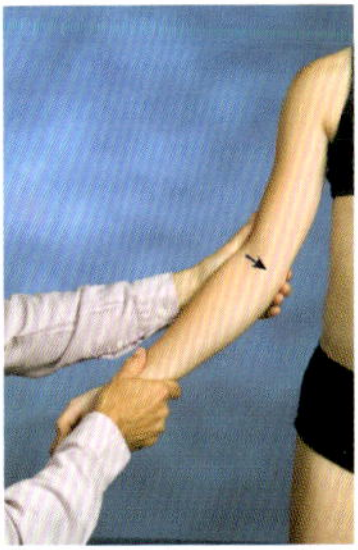

목적: 안쪽(자쪽) 곁인대 평가

자세: 팔꿈치를 약간 굽히고, 위팔뼈를 팔꿈치 몸쪽에서 고정 (엎드린 자세에서의 검사가 안정성을 높임)

방법: 관절면에 외반력을 가해 가쪽곁인대에 부하

해석: 양성 검사 = 통증 또는 관절 간격 증가/불안정성

Mill의 검사

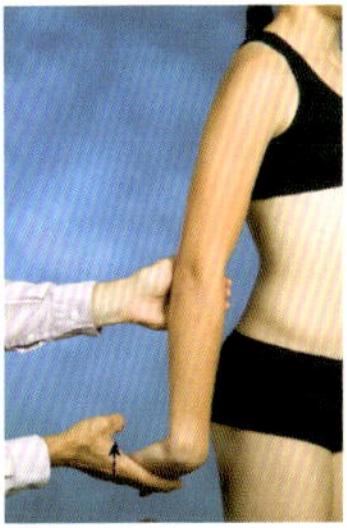

목적: 가쪽위관절융기염을 평가

자세: 상지를 이완한 채 팔꿈치는 폄

방법: 수동적으로 손목을 굽히고 엎침

해석: 양성 검사 = 가쪽위관절융기 또는 손목 폄근의 근육힘줄 경계 몸쪽에서의 통증

Cozen 징후

목적: 가쪽위관절융기염을 평가

자세: 상지를 이완한 채 팔꿈치는 폄

방법: 저항을 주며 뒤침시키며 손목을 펴거나 가운데손가락에 저항을 주며 폄

해석: 양성 검사 = 가쪽위관절융기 또는 손목 폄근의 근육힘줄 경계 몸쪽에서의 통증

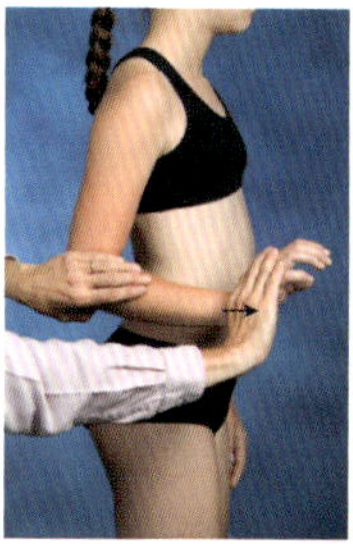

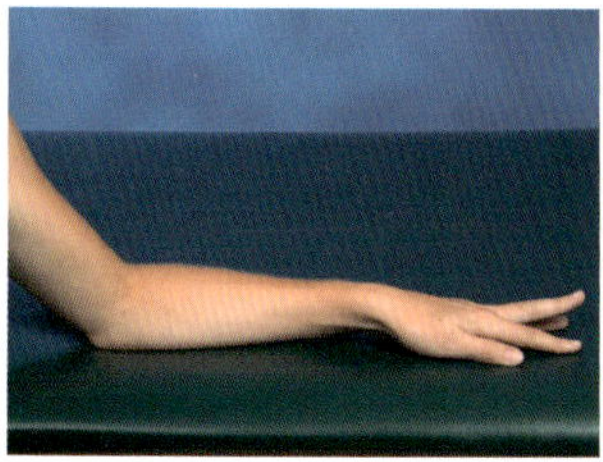

수동 검사

목적: 안쪽위관절융기염을 평가

자세: 상지를 이완한 채 팔꿈치는 폄

방법: 손목 폄 및 뒤침시킴

해석: 양성 검사 = 안쪽위관절융기 또는 손목 굽힘근의 근육힘줄 경계 몸쪽에서의 통증

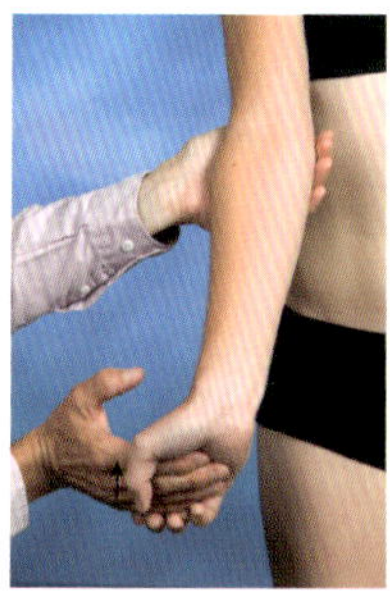

저항 검사

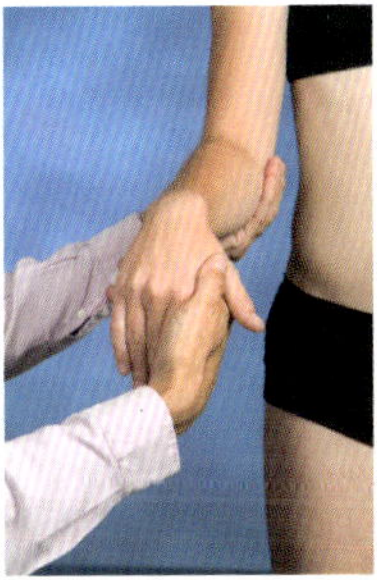

목적: 안쪽위관절융기염을 평가

자세: 상지를 이완한 채 팔꿈치는 폄

방법: 저항을 주며 팔꿈치를 폄

해석: 양성 검사 = 안쪽위관절융기 또는 손목 굽힘근의 근육힘줄 경계 몸쪽에서의 통증

원엎침근 검사

목적: 정중신경 포착을 평가

자세: 상지를 받쳐주면서 이완시킴

방법: 저항을 주면서 아래팔을 엎침

해석: 양성 검사 = 첫 3 손가락 (정중신경 분포)의 손바닥면을 따라 통증

뒤가쪽 또는 돌림 불안정성

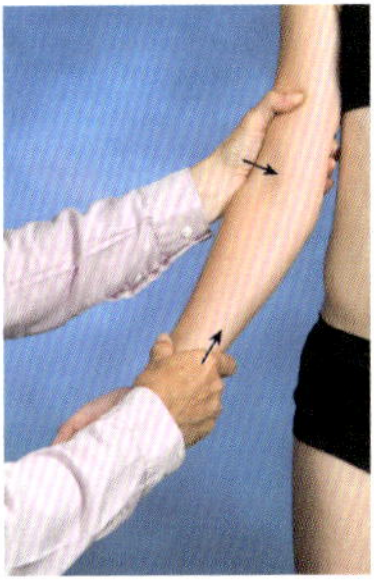

목적: 팔꿈치 불안정성 평가

자세: 팔꿈치를 폄

방법: 축 방향으로 부하를 가하면서 외반, 뒤침시킴

해석: 양성 검사 = 팔꿈치 펴면 아탈구되고 굽히면 정복됨

팔꿉굴(cubital tunnel) 자극 검사

목적: 자신경을 평가

자세: 팔꿈치를 20° 굽힘

방법: 집게와 가운데손가락을 자신경에 놓고 (팔꿉굴의 바로 몸쪽) 60초간 누름

해석: 양성 검사 = 자신경 분포 부위 (4번째, 5번째 손가락)로 통증 및 저린 증상

Source: Novak CB, Lee GW, Mackinnon SE & Lay L (1994).

Tinel의 검사

목적: 자신경을 평가

자세: 팔꿈치를 약간 굽힘

방법: 팔꿈치머리와 안쪽위관절융기 사이 홈을 두드림

해석: 양성 검사 = 자신경 분포 부위(4번째, 5번째 손가락)로 통증 및 저린 증상

팔꿈치 검사	예민도	특이도	참고문헌
팔꿉굴 압박 자극	55 (30초) 89 (60초)	98	Novak
팔꿉굴 굽힘 검사	32 (30초) 75 (60초)	99	Novak
Tinel's (팔꿉굴)	28	23	Kuhlman

손목 내반(varus) 검사

목적: 노쪽곁인대 평가

자세: 노뼈/자뼈를 안정화시키고 손목을 중립에 놓음

방법: 손목에 내반력을 가함

해석: 양성 검사 = 관절면 통증 또는 관절 간격 증가/불안정성

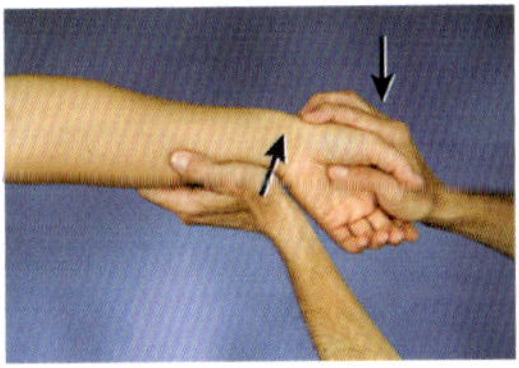

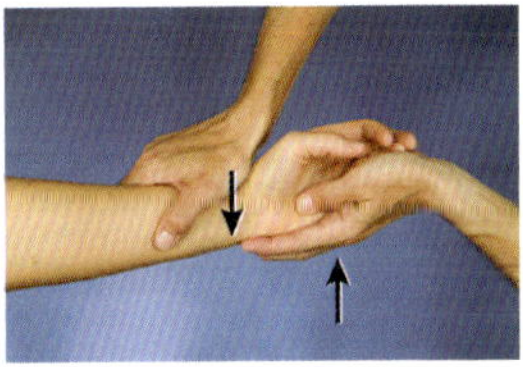

손목 외반(Valgus) 검사

목적: 자쪽곁인대 평가

자세: 노뼈/자뼈를 안정화시키고 손목을 중립에 놓음

방법: 손목에 외반력을 가함

해석: 양성 검사 = 관절면 통증 또는 관절 간격 증가/불안정성

Finkelstein의 검사

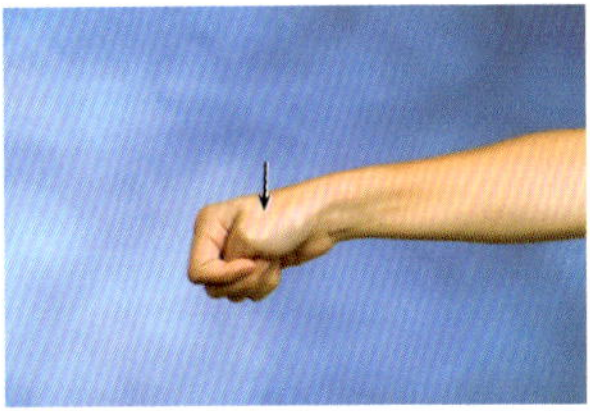

목적: 드퀘르방 증후군을 평가

자세: 엄지를 중심으로 주먹을 쥠

방법: 손목을 자쪽으로 편향시킴

해석: 양성 검사 = 짧은엄지폄근 및 긴엄지벌림근을 따라 통증

Phalen의 검사

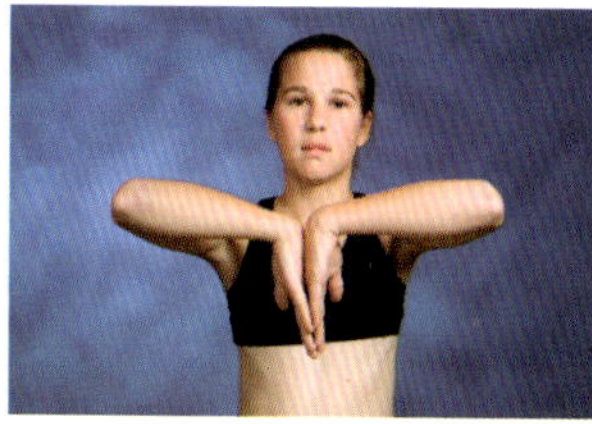

목적: 손목굴증후군을 평가

자세: 손을 이완

방법: 손목을 최대로 굽혀 손등이 서로 완전히 접촉하도록 함; 최대 1분까지 유지

해석: 양성 검사 = 정중 신경 분포 부위로 저림 및 감각 저하

역 Phalen의 검사 (기도징후)

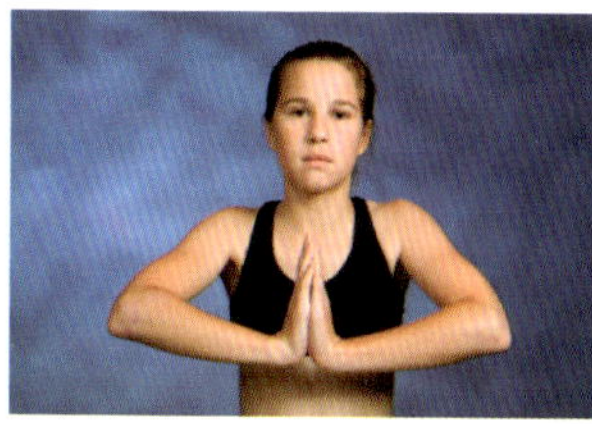

목적: 손목굴증후군을 평가

자세: 손을 이완

방법: 손목을 최대로 펴 손바닥이 서로 완전히 접촉하도록 함; 최대 1분까지 유지

해석: 양성 검사 = 정중 신경 분포 부위로 저림 및 감각 저하

Flicking 기법

목적: 손목굴증후군을 평가

자세: 손목을 중립에 위치

방법: 체온계를 흔들듯이 손목을 빠르게 흔듬

해석: 양성 검사 = 통증의 재현

삼각연골인대 복합체(TFCC) 압박 검사/뒤침 올림 검사

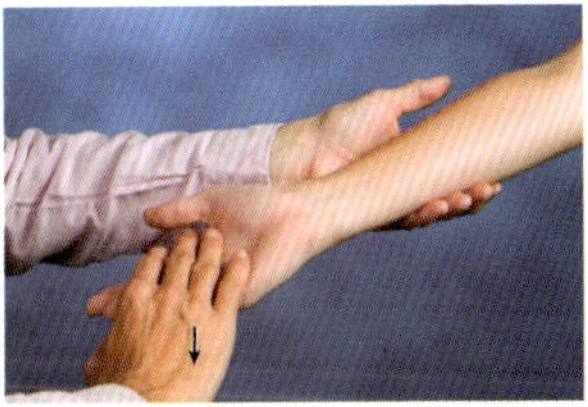

목적: 삼각연골인대 복합체의 평가

자세: 팔꿈치를 90°로 굽히고 아래팔을 뒤침시킴

방법: 저항을 이기면서 손목을 구부림

해석: 양성 검사 = 자쪽 편향을 하면서 압박 시 삼각연골인대 복합체 부위에 통증

삼각연골인대 복합체 부하 검사

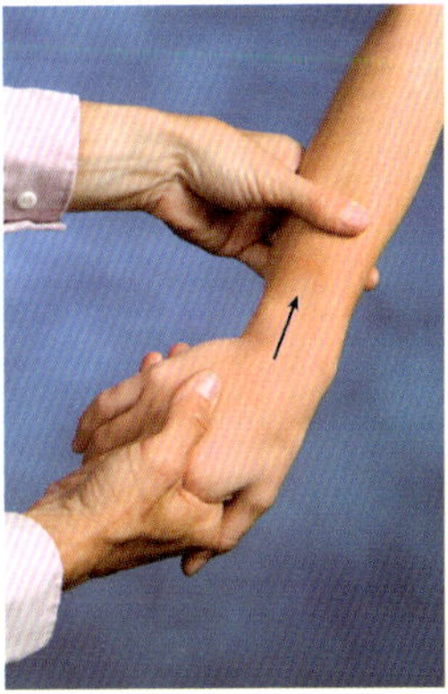

목적: 삼각연골인대 복합체의 평가

자세: 손목의 자쪽 편향

방법: 제5 손허리뼈를 통해 삼각연골 인대 복합체에 부하를 가함

해석: 양성 검사 = 삼각연골인대 복합체 부위 통증

머피 징후(Murphy's sign)

목적: 반달뼈 탈구 평가

자세: 주먹을 쥠

방법: 손허리손가락관절의 정렬을 관찰

해석: 양성 검사 = 제 3 손허리뼈가 제 2, 3 손허리뼈와 길이가 비슷 (정상적으로는 더 길어야 함)

Allen의 검사

목적: 노동맥 또는 자동맥의 폐쇄 검사

자세: 뒤침 상태에서 손을 이완

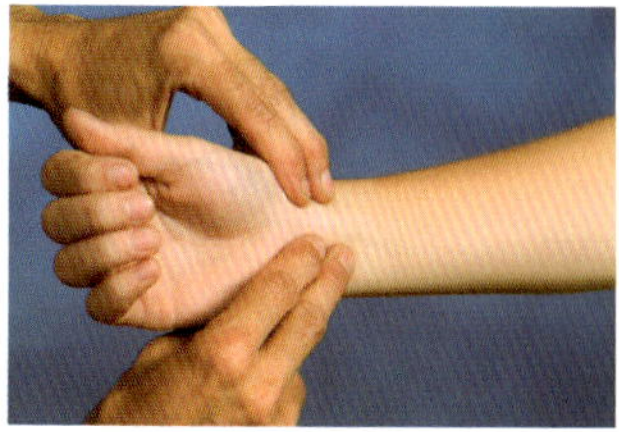

방법: 노/자동맥을 손목에서 동시에 압박한 채 환자로 하여금 여러번 주먹을 쥐었다 폈다 반복하여 피가 빠져나가게 함. 환자의 손을 펴고 노동맥의 압박을 중단하면 5초 이내에 정상적인 손의 색깔이 돌아 와야 함; 자동맥에도 반복

해석: 양성 검사 = 재관류 시간이 두 혈관에서 차이가 있거나 정상으로 조직의 색이 돌아오는데 5초 이상 소요되는 경우

Froment 징후

목적: 자신경 마비에 의한 엄지모음근의 위약을 평가

자세: 엄지와 집게손가락 사이에 종이를 낌

방법: 종이를 빼내려 힘을 줌

해석: 양성 검사 = 자신경 문제로 엄지모음근 손상 시 긴엄지굽힘근을 통해 엄지의 끝마디뼈를 굽힘

수지 내반/외반 검사

목적: 안쪽곁인대 검사 및 가쪽곁인대

자세: 손가락을 중립에 놓고 첫마디뼈를 안정화시킴

방법: 끝마디뼈를 통해 내반/외반력을 가함

해석: 양성 검사 = 관절면 통증 또는 관절 간격 증가/불안정성

손목 검사	예민도	특이도	참고문헌
Tinel's – 손목굴증후군	27–79	65–98	Bruske; Faught; Goloborod'ko; Hansen; Novak; MacDermid; Tetro
Phalen's	34–93	48–93	Bruske; Faught; Hansen; Goloborod'ko; Heller; Kuhlman; MacDermid; Tetro
역 Phalen's	88	93	Goloborod'ko
Flicking 방법	37	74	Hansen
Flicking + Phalon's Flicking + Tinel's Phalen's + Tinel's	49 46 41	62 68 72	Hansen
TFCC 압박 검사	100		Lester

엉덩관절 검사

Trendelenburg의 검사

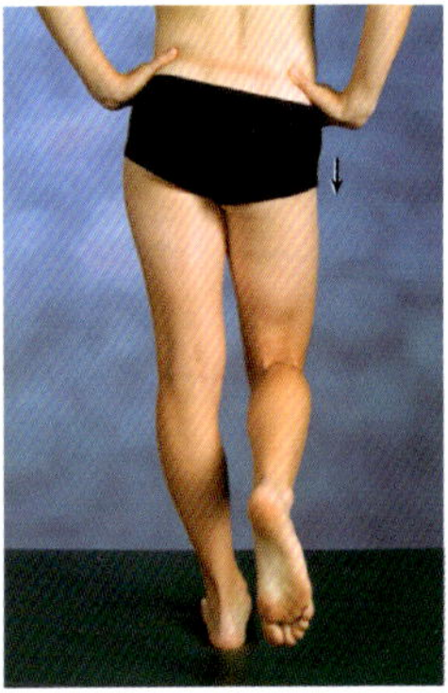

목적: 중간볼기근 약화 평가

자세: 환측 하지로 선 자세

방법: 반대측 하지는 굽힘; 체중을 지탱하는 측의 엉덩뼈능선이 반대측보다 낮아야 함

해석: 양성 검사 = 벌림근 위약으로 인해 체중을 지탱하지 않는 쪽이 낮아짐 (뼈끝 손상, Legg–Calve–Perthes 병, 근이영양증에서 흔함)

토마스 검사(Thomas test)

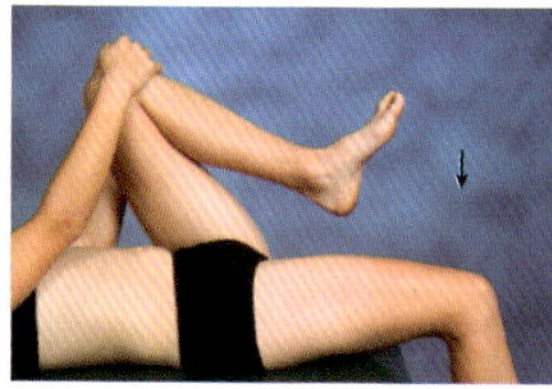

목적: 엉덩관절 굽힘근의 구축 평가

자세: 누워서 허리뼈를 안정화시키고 환측 하지를 폄

방법: 반대측 엉덩관절을 배까지 굽힘

해석: 양성 검사 = 환측 엉덩관절 또는 허리뼈의 굽힘은 엉덩관절 굽힘근의 구축을 의미

Ely의 검사

목적: 넙다리곧은근의 구축 평가

자세: 옆으로 눕거나 엎드린 채 엉덩관절은 폄

방법: 무릎을 굽힘

해석: 양성 검사 = 엉덩관절 펼 때 무릎 굽힘의 제한 또는 무릎을 굽힐 때 엉덩관절 폄의 유지 불가

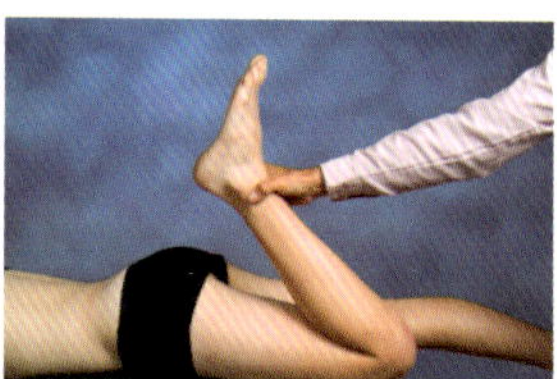

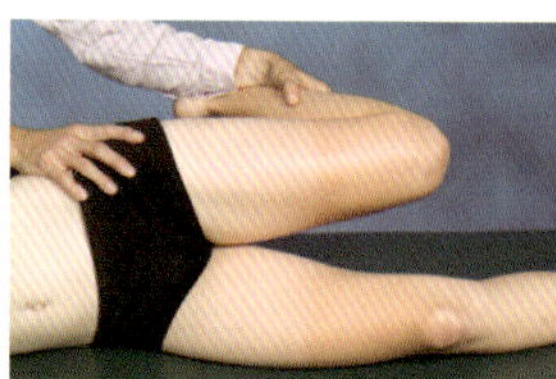

Ober의 검사

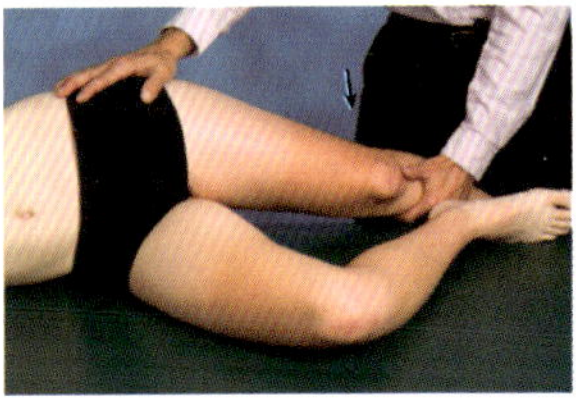

목적: 엉덩정강근막띠의 구축 평가

자세: 환측 엉덩이를 위로하고 옆으로 누움

방법: 환측 엉덩관절을 펴고 하지를 떨어뜨려 모음

해석: 양성 검사 = 다리를 모으지 못함

Piriformis 검사

목적: 궁둥구멍근의 구축 평가

자세: 바로 눕거나 반대측을 아래로 누움

방법: 무릎을 굽힌 채 엉덩관절을 70~80° 굽히고, 하지를 최대로 모음 (무릎에 아래방향으로 힘을 가함)

해석: 양성 검사 = 엉덩이 통증 및 궁둥신경통; 안쪽돌림은 위쪽 근섬유에 부하를 주고, 바깥돌림은 아래쪽 근섬유에 부하를 가함

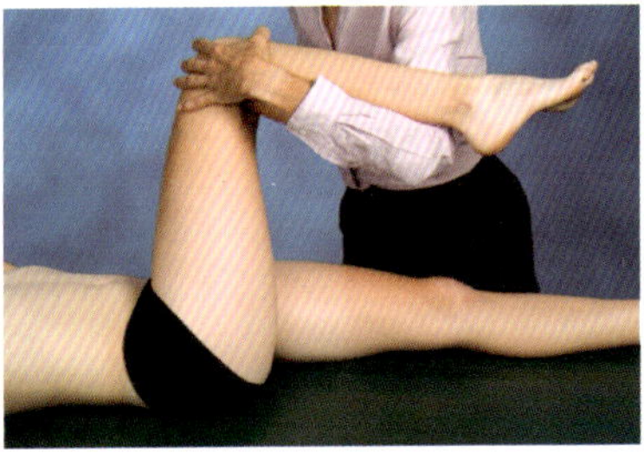

Scour 검사

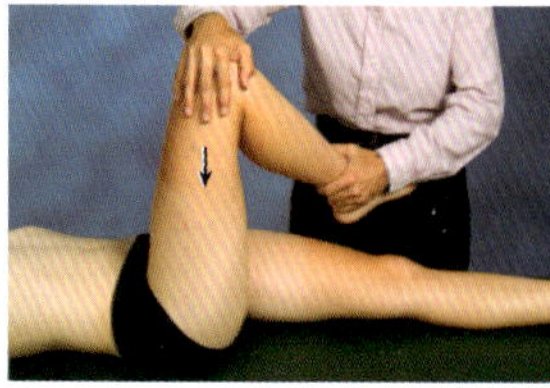

목적: 관절테두리 평가

자세: 누워서 엉덩관절을 90° 굽힘

방법: 넙다리뼈를 아래로 압박하면서 엉덩관절을 벌림/모음시킨 채 안쪽돌림/바깥돌림시킴

해석: 양성 검사 = 관절염, 비구 관절테두리 파열, 무혈성 괴사, 골연골 병변으로 인한 딸깍거리는 소리 및 통증

FABER 검사 (Patrick' s)

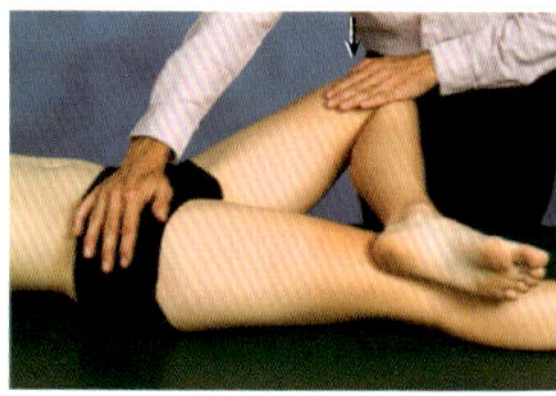

목적: 엉덩관절/엉치엉덩관절 병변의 평가

자세: 누워서 엉덩관절을 수동적으로 굽힘, 벌림 및 바깥돌림시켜서 환측 하지의 가쪽 복사뼈를 건측 하지의 무릎에 위치

방법: 굽혀진 무릎에 압력을 가함

해석: 양성 검사 = 골관절염, 뼈돌기, 관절주머니내병변으로 인한 엉덩관절 통증, 엉치엉덩관절 문제로 인한 요통; 통증이 동반되지 않는 구축은 음성 검사임; 이 자세로 인한 통증은 넙다리빗근의 문제를 시사할 수 있음

엉덩관절 검사	예민도	특이도	참고문헌
• Scour	75–79	43–50	Narvani; Suenaga
• FABER	41–77	88–100	Albert; Broadhurst; Cook

앞쪽 관절테두리 검사

목적: 관절테두리 파열 평가

자세: PNF D2 굽힘으로 누움 (엉덩관절은 완전 굽힘, 바깥돌림 및 벌림)

방법: 저항을 주면서 펴고, 안쪽돌림시키며 모음 (D2 폄)

해석: 양성 검사 = 통증 및 딸깍거리는 소리의 재현

뒤쪽 관절테두리 검사

목적: 관절테두리 파열 평가

자세: PNF D1 굽힘으로 누움 (엉덩관절은 완전 굽힘, 안쪽돌림 및 모음)

방법: 저항을 주면서 펴고, 바깥돌림, 벌림 (D1 폄)

해석: 양성 검사 = 통증 및 딸깍거리는 소리의 재현

무릎 검사

오타와 무릎 규칙

무릎의 X-ray는 환자가 다음 기준의 증상을 나타낼 때에만 촬영함:

- 55세 이상
- 무릎뼈의 국소적 압통
- 종아리뼈머리의 압통
- 90° 이상 굽힘이 안 될 때
- 수상 직후와 응급실에서 체중 부하 (4걸음)가 안 될 때 (다리를 저는 것은 무관)

Lachman의 검사

목적: 앞십자인대 평가

자세: 누워서 무릎을 0°~30° 굽힘 (넙다리뒤근육은 이완)

방법: 먼쪽 넙다리뼈를 안정화시키고 몸쪽 정강뼈를 넙다리뼈의 전방으로 당김

해석: 양성 검사 = 5mm 이상 전위되고 조직이 부드럽게 밀림; 넙다리뒤근육 근방호, 관절내 출혈, 뒤쪽안쪽반달연골 파열

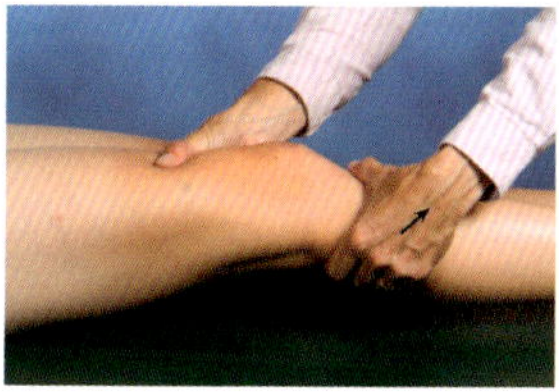

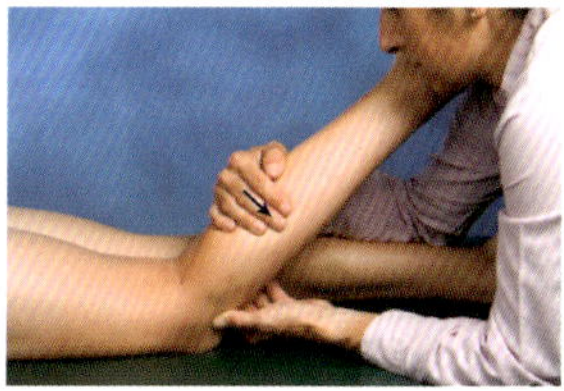

엎드린 상태에서의 Lachman 검사

목적: 앞십자인대 평가

자세: 엎드려서 무릎을 30° 굽히고, 하지를 받치면서 넙다리뒤근육은 이완시킴

방법: 몸쪽 정강뼈를 뒤에서 앞으로 밀면서 무릎의 앞부분을 촉진

해석: 양성 검사 = 5mm 이상 전위되고 조직이 부드럽게 밀림

주의 – 넙다리뒤근육 근방호, 관절내 출혈, 뒤쪽안쪽반달연골 파열 시 위음성에 주의할 것.

앞쪽전위 검사

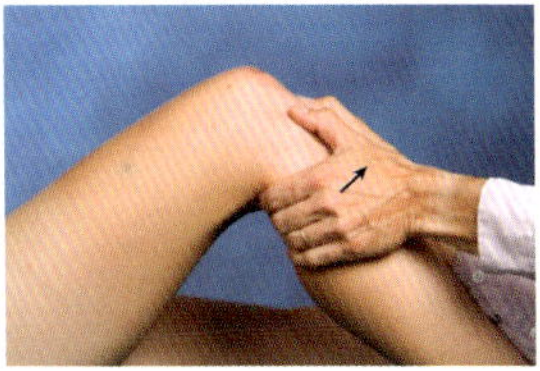

목적: 앞십자인대의 불안정성 평가

자세: 누워서 발을 탁자위에 고정하고 무릎을 80°~90°로 굽히고 넙다리뒤근육은 이완시킴

방법: 몸쪽 정강뼈를 넙다리뼈의 앞쪽으로 당김

해석: 양성 검사 = 5mm 이상의 앞쪽 전위; 덜컥하는 느낌이나 갑작스러운 움직임은 반달연골의 병변을 시사함

주의 – 뒤십자인대 손상 시 정강뼈가 좀 더 뒤쪽에서 시작되면 앞쪽전위가 과도하게 나타날 수 있음

뒤쪽전위 검사

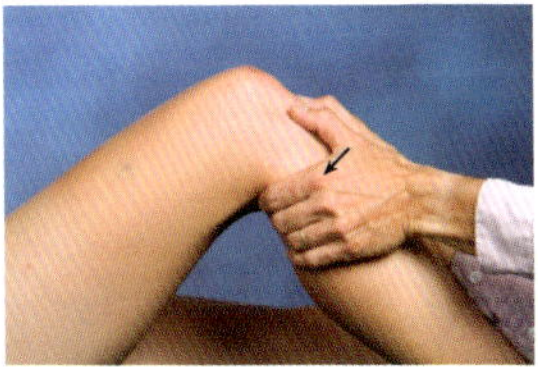

목적: 뒤십자인대의 불안정성 평가

자세: 누워서 발을 탁자위에 고정하고 무릎을 80°~90°로 굽힘

방법: 몸쪽 정강뼈를 넙다리뼈의 뒤쪽으로 당김

해석: 5mm 이상의 뒤쪽 전위

Sag 또는 Godfrey의 검사

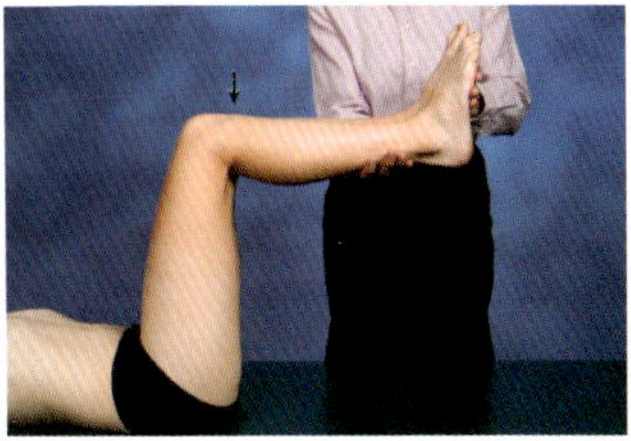

목적: 뒤십자인대의 불안정성 평가

자세: 누워서 엉덩관절과 무릎을 90°로 굽히고 하지를 받침

방법: 정강뼈결절의 높이를 비교함

해석: 양성 검사 = 정강뼈결절의 뒤쪽 전위가 환측 다리에서 심함

내반 부하 검사

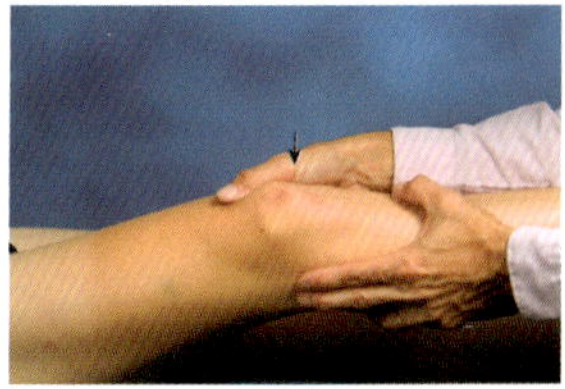

목적: 가쪽곁인대 불안정성 검사

자세: 누워서 무릎을 완전히 펴고 30° 굽힘

방법: 무릎 안쪽 관절선을 잡고, 다른 손으로 가쪽 관절선을 촉진; 안쪽 손의 손바닥과 가쪽 손의 아래팔/팔꿈치로 무릎에 내반력을 가함

해석: 양성 검사 = 통증 또는 반대측에 비해 관절 간격 증가

외반 부하 검사

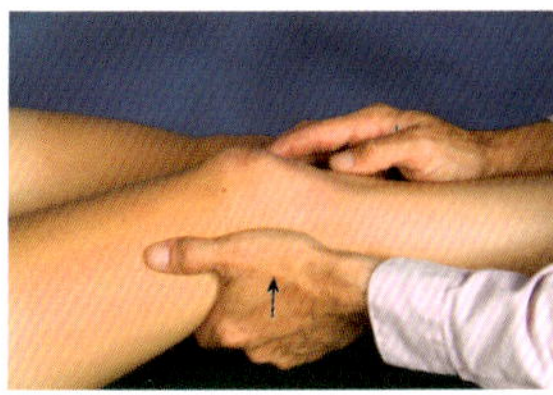

목적: 안쪽곁인대 불안정성 검사

자세: 누워서 무릎을 완전히 펴고 30° 굽힘

방법: 무릎 가쪽 관절선을 잡고, 다른 손으로 안쪽 관절선을 촉진; 가쪽 손의 손바닥과 안쪽 손의 아래팔/팔꿈치로 무릎에 외반력을 가함

해석: 양성 검사 = 통증 또는 반대측에 비해 관절 간격 증가

Apley 검사

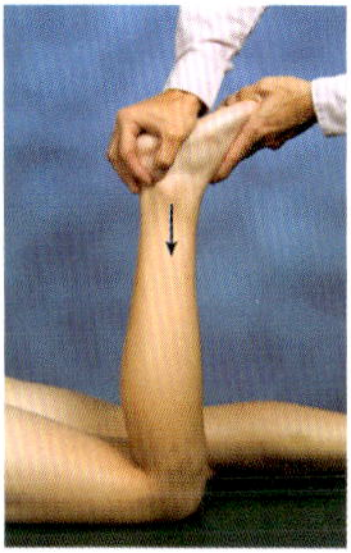

목적: 반달연골 평가 (반달연골 파열의 위치에는 특이적이지 못함)

자세: 엎드려서 무릎을 90° 굽히고 발과 발꿈치뼈를 잡음

방법: 발뒤꿈치를 통해 아래로 힘을 가하면서 정강뼈를 안/가쪽으로 돌림

해석: 양성 검사 = 통증, 툭 하는 소리, 덜컥하는 느낌, 잠김, 염발음

McMurray 검사

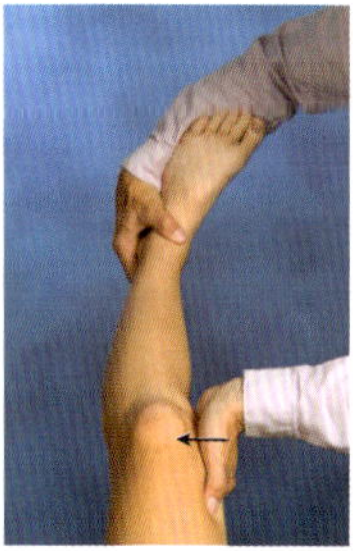

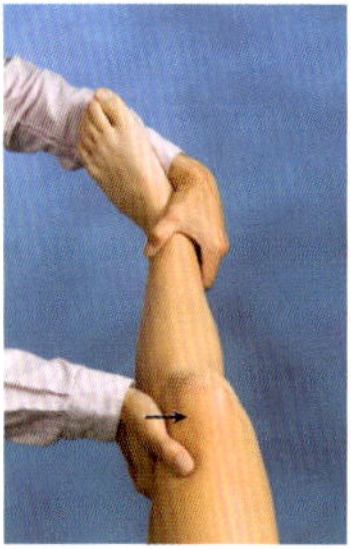

목적: 반달연골 평가

자세: 누워서 한 손으로는 무릎뼈를 다른 손으로는 정강뼈 먼쪽을 잡음

방법: 무릎을 최대로 굽힌 상태에서 정강뼈를 안쪽돌림시키면서 무릎을 펴고, 내반력을 가한 뒤 다시 최대로 굽히고, 정강뼈를 바깥돌림시키면서 무릎을 펴고, 외반력을 가함

해석: 양성 검사 = 안쪽돌림 시 통증 또는 덜컥하는 느낌/딸깍거리는 소리는 가쪽 반달연골 이상, 바깥돌림 시에는 안쪽 반달연골 이상을 나타냄; 무릎 굽힘 시에는 반달연골의 뒤뿔, 폄 시에는 앞뿔 이상을 의미

Clarke의 검사; Grind 검사; Zohler의 검사

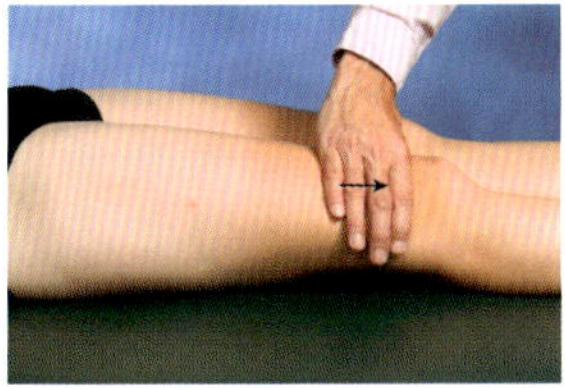

목적: 무릎뼈 연골 연화증 검사

자세: 누워서 무릎을 펴고, 무릎뼈 상부에서 넙다리네갈래근을 압박하여 무릎뼈가 움직이지 않도록 함

방법: 환자가 힘을 주어 넙다리네갈래근을 수축시킴

해석: 양성 검사 = 통증없이 수축하지 못하는 경우

무릎뼈 불안정 검사

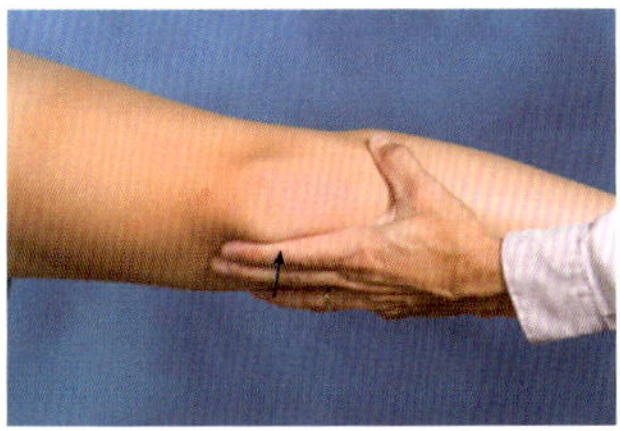

목적: 무릎뼈 아탈구의 평가

자세: 눕거나 앉아서 무릎을 30° 굽히고, 넙다리네갈래근은 이완시킴

방법: 무릎뼈를 조심스럽게 가쪽으로 밈

해석: 양성 검사 = 환자는 무릎뼈가 탈골되는 느낌이 들어서 넙다리네갈래근을 수축시켜 이를 억제하려고 함

무릎뼈 경사 검사

목적: 엉덩정강근막띠 구축/무릎뼈 이동성 평가

자세: 무릎을 편 채 편안하게 누움

방법: 무릎뼈의 가쪽 모서리를 들어올리려고 함

해석: 양성 검사 = 무릎뼈의 가쪽 모서리를 수평선 이상으로 들지 못함

Noble 검사

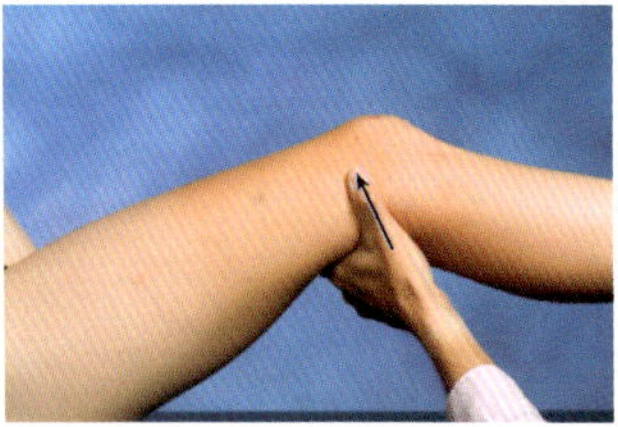

목적: 엉덩정강근막띠 자극정도 평가

자세: 누워서 무릎과 엉덩관절을 90° 굽힌 상태에서 시작

방법: 무릎을 신전시키면서 넙다리뼈 가쪽 융기에 압박을 가함

해석: 양성 검사 = 무릎을 30° 굽힐 시 넙다리뼈 가쪽 융기에 통증 또는 딸깍거리는 소리

Ober 검사

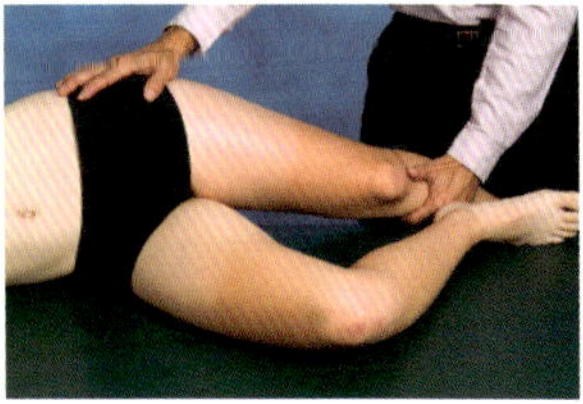

목적: 엉덩정강근막띠 구축 평가

자세: 환측 엉덩이를 위로 해서 옆으로 누움

방법: 엉덩관절을 펴고 하지를 떨어뜨려 모음

해석: 양성 검사 = 하지가 해부학적 중립을 지나 모아지지 못함

Renne의 검사

목적: 엉덩정강근막띠 자극정도 평가

자세: 선 자세

방법: 무릎을 능동관절범위운동 시키면서 가쪽 넙다리뼈관절융기에 압력을 가함

해석: 양성 검사 = 무릎을 30° 굽힐 시 가쪽 넙다리뼈관절융기에 통증 또는 딸깍거리는 소리

축전위 검사 (Pivot shift test)

목적: 앞가쪽 불안정성 평가

자세: 누움

방법: 무릎에 외반력을 가하면서 완전히 편 상태에서 굽힘

해석: 양성 검사 = 앞쪽으로 아탈구된 가쪽 정강뼈 고평부가 갑작스럽게 정복됨

Stutter 검사

목적: 안쪽 추벽 자극 평가

자세: 탁자 끝에 무릎을 굽히고 앉음

방법: 손가락을 무릎뼈 중심에 가볍게 대고 천천히 무릎을 폄

해석: 양성 검사 = 무릎이 펴지는 동안 무릎뼈가 머뭇거림

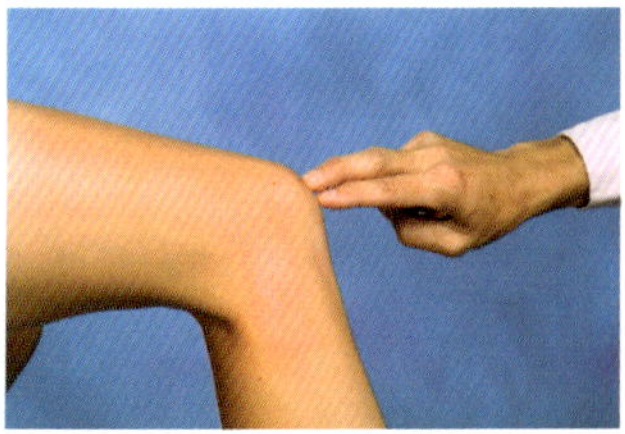

무릎뼈 활줄 검사(Patellar bowstring test)

목적: 안쪽 추벽 평가

자세: 누움

방법: 정강뼈를 안쪽돌림시킨 채 무릎을 굽혔다 펴면서 무릎뼈를 안쪽으로 전위시킴

해석: 양성 검사 = 덜컹거리는 느낌이 촉진

Wilson의 검사

목적: 안쪽 넙다리뼈 융기의 골연골염 평가

자세: 누워서 무릎을 90° 굽힘

방법: 정강뼈를 안쪽돌림 상태로 무릎을 폄

해석: 양성 검사 = 정강뼈 안쪽돌림 시 30° 굽힘에서 통증이 있고, 정강뼈 바깥돌림 시 통증이 증가; 반달연골의 문제를 감별해야 함

무릎 검사	예민도	특이도	참고문헌
오타와 무릎 규칙			
• 성인	98–100	19–54	Stiell; Jackson; Ketelslegers; Tigges
• 소아	92	49	Khine
십자 인대			
Lachman's	63–99	90–99	Boeree/Ackroyd; Donaldson; Jackson; Jonsson; Katz; Lee; Liu/Osti; Torg
• 앞쪽 전위 – 급성	22–56	78–97	Jackson; Jonsson; Katz Sandberg
• 앞쪽 전위 – 만성	54–95		Boeree
• 뒤쪽 전위	86–90	99	Rubinstein; Baker
• Sag-Godfrey	79	100	Rubinstein
곁인대			
• 내반력	25		Harilainen
• 외반력	86–96		Garvin; Harilainen

무릎 검사	예민도	특이도	참고문헌
반달연골			
Apley 압박	13–58	80–90	Fowler; Grifka; Kurosaka
McMurray McMurray – 안쪽 McMurray – 가쪽	16–67 16–67 53–65	57–98 69–98 86–88	Akseki; Evans; Fowler; Grifka; Jackson; Karachalios; Kurosaka; Noble;
무릎뼈			
Clarke's Grind	48	75	Nils
불안정	32–39	86	Nils; Sallay

하지 및 발목 검사

Homan의 징후

목적: 다리의 혈전성 정맥염에 대한 평가

자세: 바로 누움

방법: 발을 수동적으로 발등굽힘시키고 종아리를 쥐어짬

해석: 양성 검사 = 다리 또는 종아리의 뒤쪽에서 갑작스러운 통증

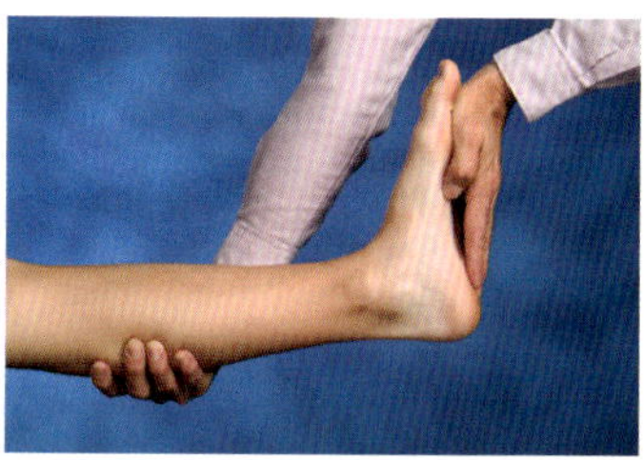

오타와 발목 규칙

발목의 X-ray는 환자가 다음 기준의 증상을 나타낼 때에만 촬영함:

- 안쪽 복사뼈 먼쪽 6 cm의 뒤쪽 가장자리 뼈에서의 압통
- 가쪽 복사뼈 먼쪽 6 cm의 뒤쪽 가장자리 뼈에서의 압통
- 수상 직후와 응급실에서 체중 부하 (4걸음)가 전혀 안될 때

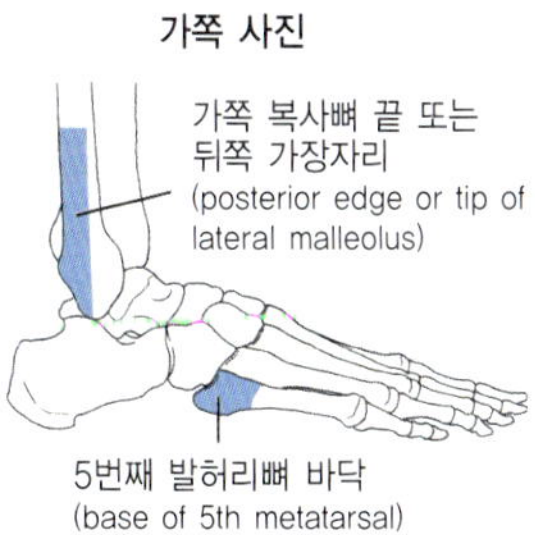

Thomson의 검사

목적: 아킬레스 힘줄 파열의 평가

자세: 엎드림

방법: 수동적으로 무릎을 90° 굽히고 종아리 중앙 1/3 지점을 쥐어짬

해석: 발의 발바닥쪽굽힘이 일어나야 함; 양성 검사 = 발바닥쪽굽힘이 안 나타남

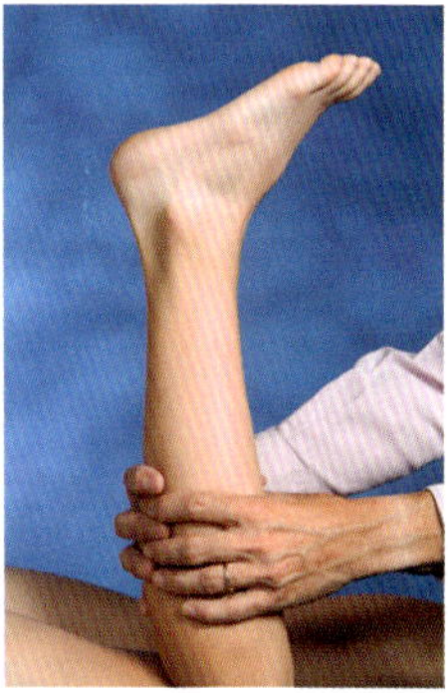

종아리근 힘줄 탈구

목적: 종아리지지띠의 손상 평가

자세: 무릎은 90° 굽힌 채 엎드림

방법: 발을 능동적으로 발바닥쪽굽힘시킨 후 저항을 주면서 발등굽힘시킴

해석: 양성 검사 = 가쪽 복사뼈의 뒤에서부터 힘줄이 아탈구됨

앞쪽 전위

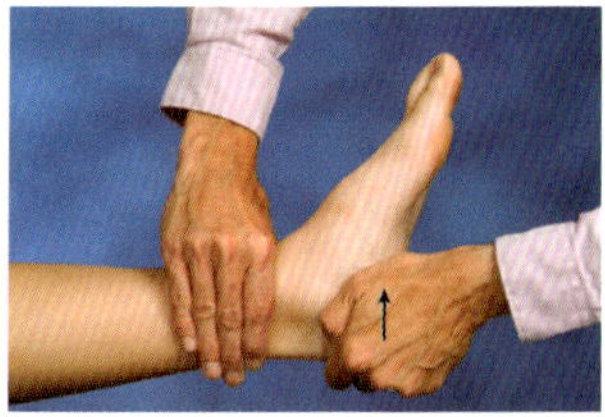

목적: 앞목말종아리인대 불안정성 평가

자세: 체중을 지탱하지 않은 상태에서 발목을 20° 발바닥쪽굽힘시키고 정강뼈/종아리뼈의 먼쪽을 고정

방법: 발꿈치뼈/목말뼈의 뒷면을 잡고 정강뼈/종아리뼈의 앞으로 당김

해석: 양성 검사 = 통증 및 불안정성에 의한 과도한 움직임

목말뼈경사 검사

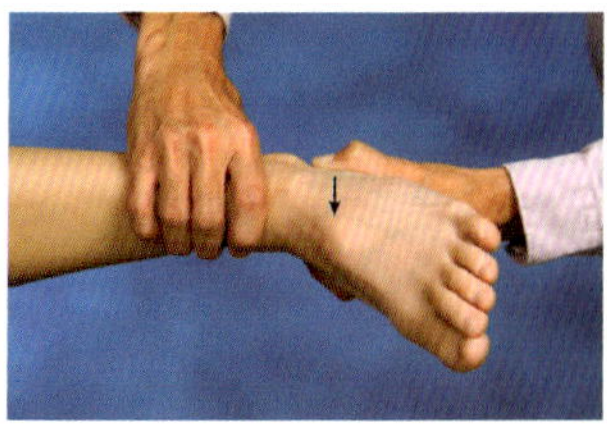

목적: 가쪽 발목 인대(앞목말종아리인대, 발꿈치종아리인대, 뒤목말종아리인대)의 불안정성 검사

자세: 체중을 지탱하지 않는 상태에서 하지를 고정시키고 각각의 인대를 촉지함

방법: 발꿈치뼈를 잡고 내반력을 가해 목말뼈를 잡아당김; 인대에 따라 발바닥쪽굽힘 (앞목말종아리인대), 중립 (발꿈치종아리인대), 발등굽힘 (뒤목말종아리인대)상태에서 시행

해석: 양성 검사 = 통증 또는 반대측에 비해 과도한 관절간격 증가

쥐어짜는 검사 (Squeeze test)

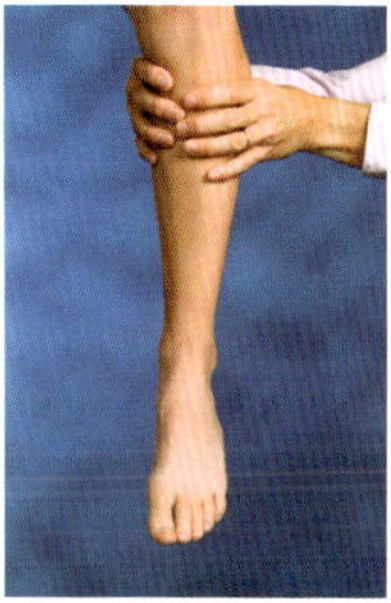

목적: 정강종아리인대 결합의 염좌(삠)를 평가

자세: 누워서 무릎을 폄

방법: 몸쪽 정강뼈/종아리뼈에서 시작해서 정강뼈/종아리뼈를 동시에 강하게 압박하고 통증이 유발될 때까지 점차 발목쪽 먼쪽으로 진행

해석: 양성검사 = 인대결합에서의 통증; 통증이 발목에서 멀리 유발될 수록 염좌의 정도가 심함

주의: 회복 시간 = 5 + (0.97 × 압박 검사가 양성인 부위에서 발목 관절까지의 거리) ± 3일

바깥돌림 부하 검사 (뒷꿈치에서 회전)
Kleiger의 검사 (앞발에서 회전)

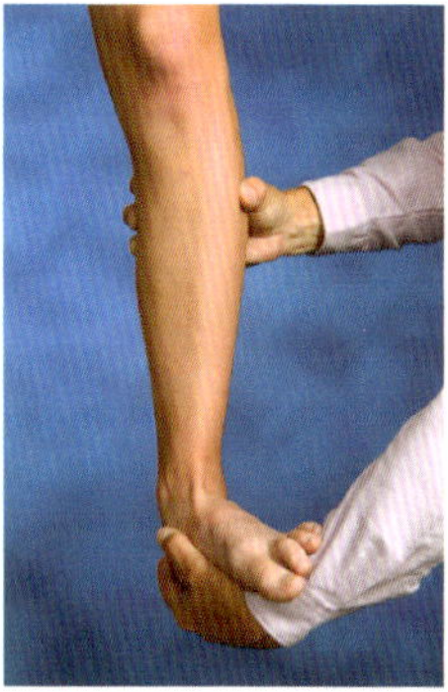

목적: 세모인대와 정강종아리인대 결합의 염좌를 평가

자세: 앉아서 하지를 고정하지만 정강종아리인대 결합은 압박하지 않음

방법: 발뒤꿈치 또는 발의 안쪽을 잡고 발바닥쪽굽힘 상태에서 바깥돌림시킨 뒤 발등굽힘상태에서 바깥돌림을 반복함

해석: 양성 검사 = 통증 또는 반대측에 비해 과도한 관절간격 증가

발 검사

오타와 발 규칙

발의 X-ray는 환자가 다음 기준의 증상을 나타낼 때에만 촬영함:

- 발배뼈의 압통
- 5번째 발허리뼈 바닥의 압통
- 수상 직후와 응급실에서 체중 부하 (4걸음)가 전혀 안 될 때

충격 검사 (Bump test)

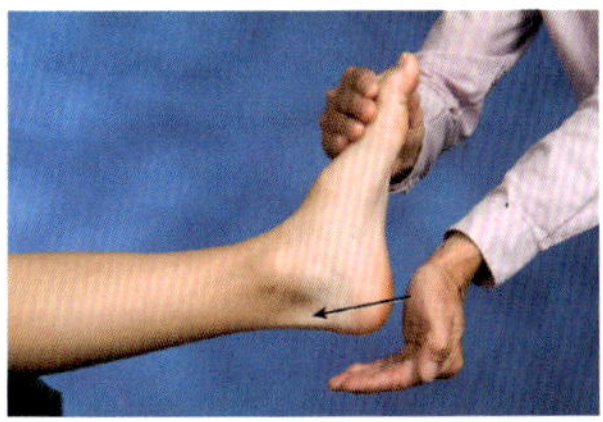

목적: 스트레스성 골절 검사

자세: 체중을 지탱하지 않는 상태에서 발목은 중립에 위치

방법: 손바닥으로 발뒤꿈치에 강한 힘을 가함

해석: 양성 검사 = 골절 의심 부위에서 통증

Morton의 검사

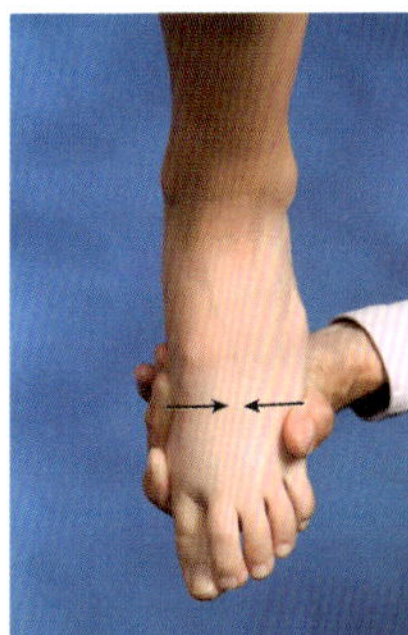

목적: 신경종의 평가

자세: 체중을 지탱하지 않는 상태

방법: 가로발허리활을 잡고 발허리뼈머리를 동시에 압박

해석: 양성 검사 = 2/3번째 또는 3/4번째 발가락사이에서의 통증이 발가락으로 전이됨

발허리뼈 부하

목적: 발허리뼈 골절의 평가

자세: 체중을 지탱하지 않는 상태

방법: 발허리뼈의 먼쪽을 잡고 발허리뼈에 장축으로 힘을 가함

해석: 양성 검사 = 발허리뼈가 압박되면서 국소적 통증 발생

발목 및 발 검사	예민도	특이도	참고문헌
오타와 발목 규칙			
성인	95–100	16	Broomhead; Lucchesi
소아	83–100	21–50	Clark; Plint
오타와 발 규칙			
성인	93–100	12–21	Broomhead; Lucchesi
소아	100	36	Plint

신경뿌리 병변

옆구리 통증 (Side stitch)

달리기선수에서의 흔한 증상

- 증상: 오른윗배에서의 날카롭고/찌르는 듯한 통증
- 원인: 저산소증에 의한 가로막 근육의 경련
- 제 1 처치: 코로 숨을 들이마시고 입술을 오므린 채 강하게 숨을 내쉼
- 제 2 처치: 우측 하지를 머리 위로 신장
- 2~15세 사이에 발현

Source: Lillegard WA, Burcher JD & Rucker KS (1999).

Tourette의 증후군

다발성 운동 및 음성 틱(tic)이 1년 이상 지속되는 것을 정의

- 2~15세에 발현
- 가장 흔한 첫 증상은 안면 틱 (눈 깜빡임, 코 벌렁거림, 찡그림)
- 팔, 사지 또는 몸통의 비자발적 움직임 (틱)
- 접촉, 반복적 사고 및 움직임, 강박 등의 다른 증상도 나타날 수 있음
- 음성 틱 (발성)은 대개 움직임과 동반
- 흔하지는 않지만, 음성 틱은 외설증(외설스러운 단어의 비자발적인 사용) 이나 외설행동(외설스러운 제스처)으로 표현될 수도 있음

Source: http://www.tas-usa.org/aboutts.html.

뇌종양의 가능한 증후 및 증상

- 두통 – 두개내압 상승
- 구토
- 시각 변화
- 의식 변화
- 경련
- 근 위약
- 방광 기능 이상
- 협응 변화
- 바빈스키 징후 양성
- 간대성 경련 (발목 또는 손목)

Romberg의 검사

소뇌병변 또는 속귀 감염을 시사하는 균형 및 협응 문제를 평가하기 위해 사용

- 장애물 없는 공간에서 서도록 함
- 눈을 감으라고 함
- 팔꿈치를 펴고 팔을 90° 벌리도록 함
- 고개를 뒤로 제끼고 한 다리를 바닥에서 들도록 함
- 양성 = 불안정성

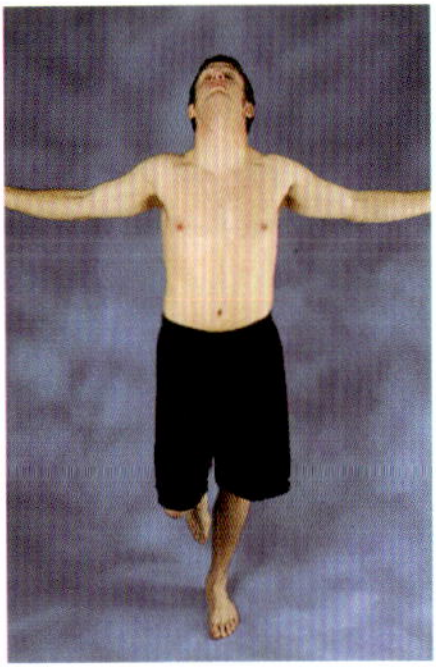

일렬 보행

- 발가락과 뒤꿈치를 일렬로 해서 서도록 함 (한 발을 다른 발의 앞에)
- 직선을 따라 3m 정도 걷도록 함
- 양성 = 불안정한 보행

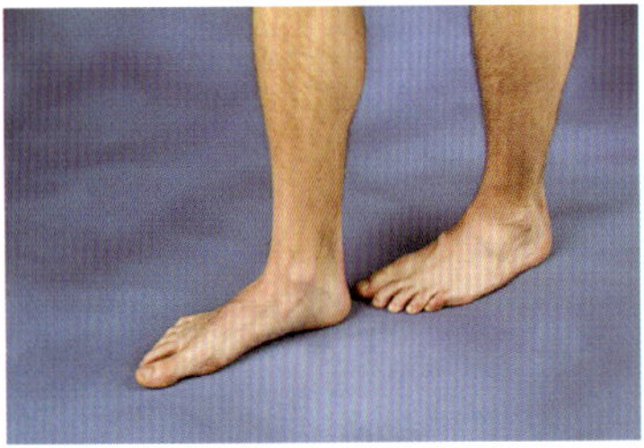

전신 홍반성 낭창

원인 불명의 자가면역성 질환으로 다음을 초래
- 염증 및 다양한 장기의 손상
- 발병 :15-45세; 남성 > 여성 10-15:1
- 흑인 (3배 더 흔함), 인디안, 아시아인 > 백인

증후 및 증상

- 원인 미상의 발열
- 선 부종
- 체질적 증상
- 관절통-대칭적
- 관절 부종
- 피부 발진 – "나비" 양상(볼)
- 심호흡 시 가슴통증
- 극도의 피로
- 광과민성
- 평상적이지 않은 모발 소실
- 손가락/발가락이 추위 또는 스트레스로 인해 창백하거나 자주색(레이노드 현상)
- 중추신경계 문제 – 경련, 두통, 말초 신경병증, 뇌혈관장애, 기질적 뇌 증후군
- 구강, 비강, 질 궤양
- 증상은 월경 동안 악화

홍반의 합병증

- 경련/정신병
- 가슴막염/심장막염
- 심내막염/심근염
- 빈혈
- 사구체신염

주의: 여드름 약제 미노사이클린의 심각한 부작용으로 홍반 양상의 증상이 나타날 수 있음

Source: Gulick D (2006).

심혈관 및 호흡기 병변

철 결핍성 빈혈의 증후 및 증상

- 운동 시 피로
- 근육 작열감
- 오심; 창백
- 숨가쁨; 두근거림
- 모발 소실
- 영양가 없는 물질을 먹으려 함 (녹말, 얼음, 진흙)
- 숟가락 모양의 손톱
- 입술 균열
- 혀 염증

Source: Anderson MK, Hall SJ & Martin M (2000).

깊은정맥 혈전증에 대한 Wells 임상 점수

임상 변수	점수
활동성 암 (치료 중이거나 치료 6개월 이내)	+ 1
하지의 마비 또는 최근의 부동	+ 1
최근 3일 이상의 침상 안정 또는 4주 이내의 주 수술	+ 1
깊은 정맥계의 분포에 따른 국소화된 압통	+ 1
하지 전반의 부종	+ 1
건측 하지에 비해 3cm 이상 되는 종아리 부종	+ 1
깊은정맥 혈전증의 이전 병력	+ 1
곁얕은정맥 (비정맥류)	+ 1
대체 진단	− 2
총 점수	
높은 가능성	≥ 3
중등도 가능성	1–2
낮은 가능성	≤ 0

깊은정맥 혈전증의 추가적인 위험 요인

- 후천성 면역 결핍증
- 정맥류
- 심박동기
- 임신
- 비만
- 급성 심근 경색
- 장기간 비행기 여행
- 최근의 중심 정맥 도관술
- A 혈액형
- 안티트롬빈 결핍
- 구강 피임제

Source: Anand SS, Wells PS & Hunt D et al. (1998); Gulick D (2006).

피부 병변

라임 질환

주의: 다발성 전신 염증 질환임. 진드기 스피로헤타의 전이는 48시간 동안 발생함. 혈액 검사는 질병의 진단이 아닌 확진을 위해 사용.
임상가는 길랑-바레 증후군, 다발성 경화증, 섬유 근육통 증후군 등을 감별해야 함.

조기 국소 단계

- 발진, 홍반의 발생이 7~14일 이내 발생 (범위 = 3~30일)
- 발진은 적색의 파급성 발진일 수도 있고, 링을 지닌 중심점 (황소의 눈)일 수도 있음
- 발진의 평균 직경은 5~6인치
- 발진은 촉진 시 따뜻할 수도 있고, 아닐 수도 있음
- 발진은 대개 통증 및 가려움이 없음
- 발열
- 권태
- 두통
- 근육통; 관절통

조기 파종 단계

- 물린 부위 이외 2군데 이상의 부위에 발진
- 전이성 통증
- 두통; 뻣뻣한 목; 안면 마비
- 사지의 감각마비/저림
- 비정상 맥박
- 인후염
- 시각 변화
- 37.8°~38.9°의 발열
- 심한 피로

후기 단계

- 1~2 큰 관절의 관절염
- 신경학적 변화 – 지남력 장애, 혼돈, 어지럼, 정신상태 "안개", 사지 감각마비
- 시각 장애
- 심 불규칙

Source: American lyme Disease Foundation, Gulick D (2006).

소화기계 병변

탈장

증후 및 증상

- 자갈 크기의 덩어리; 육안으로 확인되는 부종
- 촉진 시 압통
- 압박되는 구조물에 따라 통증
- 운동, 기침 및 월경 시 통증 증가
- 통증이 샅고랑에서 동측 허벅지, 옆구리 또는 아랫배 중앙으로 전이

감별진단 – 감별해야 할 병변

- 허리근 농양은 psoas / obturator 검사 시행(허리근 농양은 넙다리동맥의 가쪽에 존재)
- 막창자꼬리염 (McBurney's point)
- 게실염, 염증성 장질환/크론씨병
- 요로감염, 콩팥돌
- 전립선염
- 자궁내막염, 난소 낭종

넙다리탈장

- 여성에서 가장 흔함
- 위치: 넙다리동맥의 안쪽, 두덩뼈결절의 가쪽, 샅고랑인대의 아래쪽
- 장이 넙다리고리를 통해 넙다리관으로 튀어나오게 됨

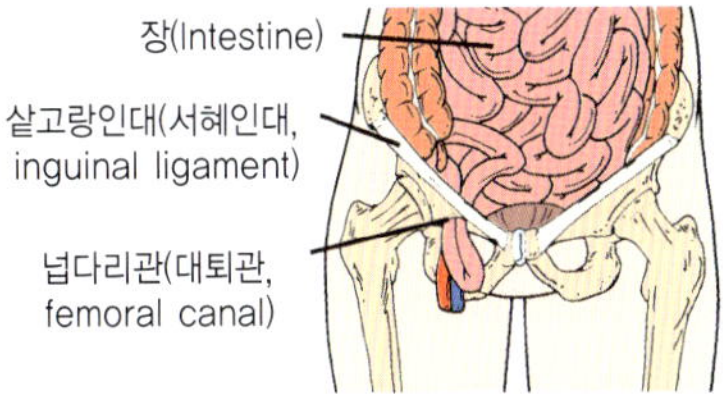

간접 샅고랑 탈장

- 젊은 남성에서 가장 흔함
- 장이 샅굴 및 종종 음낭을 통해 튀어나옴

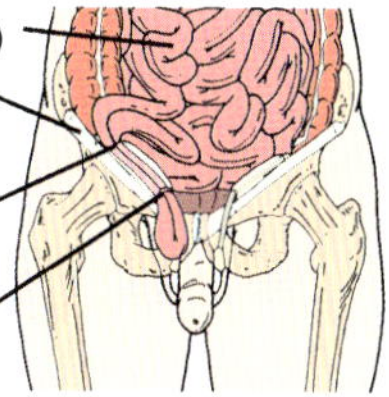

직접 샅고랑 탈장

- 40대 이상의 남성에서 흔함
- 탈장은 배곧은근의 위약에 기인
- 위치: 아래배벽동맥의 안쪽, 배곧은근의 가쪽, 대개 고환으로 튀어나오지는 않음

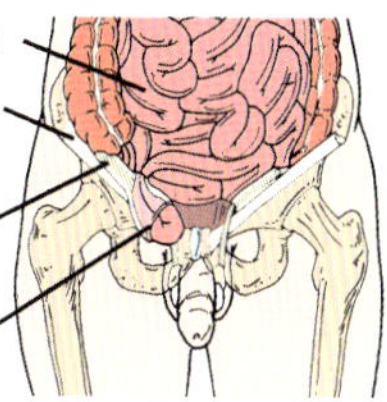

치료

- 의사에 의한 검진
- 탄력 보호대는 항상 권고되지는 않음
- 접착 붕대는 사용해서는 안 됨
- 수술적 교정

Source: Goodman & Snyder (2000); Anderson MK, Hall SJ & Martin M (2000); Macintyre J, Johson C & Schroeder EL (2006).

궤양

- 비스테로이드성 소염진통제 복용력 또는 *헬리코박터* 감염 존재
- 무디게 쏘는/타는 듯한 통증이 등뼈 6~12번 중심부에 위치하며 어깨뼈위 부위로 전이
- 제산제로 일시적인 증상 완화
- 오심, 커피 찌꺼기색의 구토물
- 혈변 또는 흑색변
- 수주간 증상 소실되기도 함

위궤양		십이지장 궤양
식후 30~60분	**윗배 경련**	식후 2~3시간
윗배	**국소 압통**	정중앙의 우측

막창자꼬리염(Appendicitis)

발병: 청소년 및 젊은 성인에서 가장 흔함

증후 및 증상(발생 비율이 높은 순)	감별 진단
• 오른아랫배 통증, McBurnery's point 통증 -> 우측 넙다리/고환으로 전이 • 오심, 구토, 야간 발한 • 배곧은근 경직 • Psoas 징후 양성 • Obturator 징후 양성 • 천공이 동반되지 않는 한 미열의 발열(천공 시에는 고열 발생) • 반동성 압통 양성	• 증상 이완 자세: 무릎을 가슴에 붙인 상태로 눕기 • 혈색소 감소 • 적혈구 용적 감소 • 네일 베드의 변화 • 창백한 피부색 • 피로 • 이완기 혈압 감소

Source: American Family Physician http://www.afp.org/afp/991101ap/2027.html.

장 질환		
염증성 장 (크론 또는 궤양성 대장염)	과민성 장	큰창자/곧창자암
• 관절통 • 피부 병변 (발목, 정강이) • 광과민성 • 방귀/배변시 통증 감소 • 실혈로 인한 빈혈 • 체중 감소 • 곤봉지 • 발열 • 곧창자 출혈 • Psoas 검사 양성	• 초기 성인기 여성에 발병 • 스트레스와 연관 • 다양한/간헐적인 증후 및 증상 • 복부 경련 • 오심 및 구토 • 방귀 • 배변 양상의 변화 • 악취	• 치질 • 곧창자 출혈 • 하지로 전이되는 허리통증 • 배변 양상의 변화 • 오심 및 구토 • 체중 감소 • 철 결핍에 의한 피로 및 호흡곤란 • 적색/마호가니색 변

Source: Gulick D (2006).

간 병변

간염

일반적 증후 및 증상

- 오심
- 구토
- 미열의 발열/오한
- 식욕 소실
- 권태
- 황달 – 피부 및 눈
- 간 통증
- 짙은 소변
- 옅은 색의 변

종류	잠복기	전이	원인
A	15~45 일	수인성 (만성 간염으로 진행하지 않음)	오염된 우유, 물, 조개, 비위생 상태
B	2~3 개월	혈액 또는 체액 소아 = 보균자 (만성 진행 가능)	오염된 주사기, 수혈
C	15~90 일	혈액 또는 체액 (만성 진행 가능)	수혈
D	25~75 일	혈액 또는 체액	B형 간염과 동반 발생, 정맥 주사기 사용자
E	20~80 일	수인성	오염된 우유, 물, 조개
F	미상	혈액 또는 체액	수혈, 정맥 주사기 사용자

Source: Gulick D (2006).

엡스타인 바 바이러스 (단핵세포증)

특징:	
• 백혈구 및 림프구 증가 • "Mono Spot" 검사 반응 양성 • Paul–Bunnel 이종친화성 항체 검사 양성	
전구기간 동안의 증상 (3~5일)	
• 권태 • 피로 • 근육통	• 두통 • 거식증 • 오심
다음 증상의 동반:	
• 중등도 발열 • 오한 • 심한 삼출성 인두염	• 뒤쪽 목 림프절의 압통 및 비대 • 지라 종대
결과:	
• 급성 증상은 15일 이내에 소실; 증상에 따른 치료; 아세트아미노펜 (매 4시간마다 650 mg) • 활동 재개는 5~7일부터 가능 • 비장 비대 시에는 접촉 운동 금기 • 완전 회복은 8~12주 소요	

Source: Lillegard WA, Burcher JD & Rucker KS (1999).

내분비 질환

당뇨의 증후 및 증상

- 배뇨 증가
- 구갈
- 배고픔 증가
- 피로, 권태감
- 체중 감소
- 감각 이상 (발과 손)

혈당 이상

저혈당

- 혈당 < 50~60mg/dL
- 피부가 창백하고, 차갑고, 땀이 많이 남
- 지남력 감소 또는 초조
- 두통
- 침침한 시야
- 불분명한 발화
- 두근거림을 동반한 빠른맥
- 위약/떨림
- 입술/혀의 마비
- 의식 소실

고혈당

- 혈당 > 180mg/dL
- 피부가 건조하고 붉어짐
- 호흡에서 단내
- 침침한 시야
- 어지럼
- 위약
- 오심
- 구토
- 경련
- 배뇨 증가
- 의식 소실/경련

Source: Gulick D (2006).

비뇨생식기 병변

방광염-깔때기콩팥염 (요로감염)

- 배뇨 시 통증
- 소변에 백혈구 및 세균 (백색 원주)
- 탁한 소변
- 허리통증
- 발열, 오한
- 오심
- 식욕 소실
- 콩팥(신장) 타진 시 통증

Source: Gulick D (2006).

콩팥돌(Kidney stones)

위험인자

- 남성 4배 > 여성
- 백인종 3배 > 흑인종
- 20~40세
- 고단백, 저섬유 식이
- 탈수
- 이동성 저하
- 가족력

증후 및 증상

- 갈비뼈척추각 부위 통증
- 편측 생식기로의 간헐적, 극심한 통증
- 요관 연축이 안쪽 넓적다리로 전이
- 호랑이 같은 걸음걸이
- 오한, 오심, 구토
- 요의를 자주 느낌
- 배뇨 시 타는 듯한 느낌
- 혈뇨, 짙고 악취나는 소변

Source: http://hcdz.bupa.co.uk/fact.sheets/html/kidney_stones.html, Gulick D (2006).

자궁외 임신

위험인자

- 골반염증성 질환의 병력
- 자궁내막증
- 골반 수술력
- 과거 자궁외 임신력

증상 및 증후

- 아랫배 통증
- 골반 또는 허리 통증
- 어깨로 전이되는 통증
- 반동성 압통

주의: 나팔관은 임신 12주에 전형적으로 파열됨

Source: Gulick D (2006).

고환염전

- 8~30세에 가장 흔함
- 심한 불편감
- 오심, 구토
- 빠른맥
- 고환이 커지고 압통이 발생하며 통증이 샅고랑으로 전이
- 고환이 음낭에 높게 위치

Source: Gulick D (2006).

성병(STDs)

생식기 포진

- 저림, 가려움, 생식기 통증
- 작은 농포 및 소수포의 발진
- 병변은 5일 이내 파열되어 습윤한 궤양이 됨
- 배뇨 곤란 및 요저류
- 발열, 두통, 권태, 근육통, 림프절 종창

칸디다증 = 효모 감염, 아구창

- 항생제 치료, 호르몬 수치 증가 (임신, 경구 피임약), 당뇨 등에 기인
- 피부질환 참조 (p.74)

임질

- 성교 또는 태생 시 모자간 전염 (3~5일의 잠복기)
- 요도 통증, 배뇨 곤란
- 분비물
- 성교통
- 질 출혈 (드문 또는 성교 후)
- 발열
- 복통

매독

성교 시 체액, 키스, 피부 찰과상을 통하거나 또는 자궁 내 모자간 전염

- 1° – 노출 부위에 경성하감; 1주에서 3개월 동안 잠복; 매우 전염성이 높음; 단추 모양의 농포(무통성)
- 2° – 발진 (손바닥 및 발바닥), 전신적 증상, 오심, 식욕 소실, 발열, 인후염, 구내염, 눈 감염, 생식기에 적갈색의 2~3 cm 크기의 병변 (악취나는 전염성의 분비물)
- 3° – 심혈관 및 신경계에 파괴적인 병변

Source: Gulick D (2006).

인체 면역 결핍 바이러스 (HIV) 와 후천성 면역 결핍 증후군 (AIDS)

전이: 혈액 물질, 뇌척수액, 정액, 질 분비물, 모체 감염

초기 HIV 증후

- 발열, 야간 발한
- 만성 설사
- 구강 감염
- 질 칸디다증
- 기침
- 숨가쁨
- 피부/손톱 변화

진행된 HIV 증후

- 카포시 육종– 다발성 자주색 피부 반점
- 발열, 야간 발한
- 쉽게 멍듬
- 아구창
- 근 위약
- 동반질환: 결핵, 폐렴, 림프종, 포진, 주혈 원충병

Source: Goodman C & Snyder T (2000), Gulick D (2006).

신경정신학적 질환

우울증의 증상 및 증후

- 슬픔; 자주/설명할 수 없는 울음
- 죄책감, 무력감, 희망이 없음
- 자살에 대한 생각
- 수면 장애
- 피로 또는 에너지 감소; 무감동
- 식욕 소실; 체중 소실/증가
- 집중, 기억, 의사 결정의 어려움
- 조울증 (조증-우울증)- 십대 후반에 남녀 동일 빈도로 가장 호발하며 강한 유전적 요소를 지님. 신경전달물질 이상으로 인할 수 있음

Source: Gulick D (2006).

공황 장애의 증후 및 증상

- 박동성 빠른맥
- 가슴통증
- 어지럼, 오심
- 호흡곤란, 숨가쁨
- 양측성 감각 마비
- 안면 저림
- 발한 또는 오한
- 손 뒤틀림
- 지각 장애
- 공포감
- 조절 불가에 대한 극도의 두려움
- 죽음에의 공포
- 질식에 대한 생각
- 현기증

Source: Gulick D (2006).

강박 장애

정보 처리 장애를 초래하는 뇌 질환. 특징적으로 학령전기에서 40세 사이에 발현

강박의 종류	관련된 강박 행동
오염에 대한 두려움 (미생물, 흙 등)	씻기
본인/타인을 해쳤다는 생각	반복하기
조절 불가/공격성향 욕구에 대한 생각	확인하기
성적 사고/욕구가 끼어듦	만지기
과도한 종교적/도덕적 의심	세기
금지된 사고	지시/정리하기
– "그대로" 두려는 요구	축적/저축하기
– 말하고, 묻고, 고백하려는 요구	기도하기

Source: http://www.ocfoundation.org/; Gulick D (2006).

기분 장애 설문지(MDQ)

질문:	예	아니오
1. 평소의 본인이 아니며, 다음에 해당한 적이 있었는가?		
• 너무나 기분이 좋고 들떠서 다른 사람이 보기에 당신이 아닌 것 같다고 느끼거나 문제를 초래한 적이 있었는가?		
• 너무나도 초조해서 타인을 향해 소리치거나 싸움 또는 논쟁을 시작한 적이 있었는가?		
• 평소보다 훨씬 더 자신감이 있다고 느낀 적이 있었는가?		
• 평소보다 훨씬 적게 자고 전혀 부족함이 없다고 느낀 적이 있었는가?		
• 평소보다 말을 많이 하거나 빨리 말한 적이 있었는가?		
• 생각이 당신의 머리를 질주하거나 생각을 천천히 할 수 없었던 적이 있었는가?		
• 주변에 의해 너무나 쉽게 산만해져서 집중하거나 늘 하는 행동을 유지하기가 어려운 적이 있었는가?		
• 평소보다 더 많은 에너지를 지닌 적이 있었는가?		
• 평소보다 훨씬 활동적이거나 많은 일을 한 적이 있었는가?		
• 평소보다 훨씬 사회적이거나 외향적인, 예를 들어 한 밤중에 친구에게 전화를 한 적이 있었는가?		
• 평소보다 섹스에 훨씬 더 관심이 생긴 적이 있었는가?		

계속

기분 장애 설문지(MDQ) – *계속*

질문:	예	아니오
• 본인이 늘 하지 않던 일을 하거나 다른 사람이 보기에 과도하거나, 어리적거나, 위험한 일을 한 적이 있었는가?		
• 돈을 써서 당신 또는 당신의 가족이 문제에 빠진 적이 있었는가?		
2. 만약 1개 이상에 “예”를 선택했다면 같은 시기에 이들이 여러번 발생하였는가?		
3. 이들로 인해 얼마나 큰 문제가 초래되었는가? – 예를 들어 일을 하는 것; 가족, 돈, 법률적 문제; 논쟁 또는 싸움에 빠짐 **없음 사소함 중등도 중증의 문제**		
4. 친척 (예, 자녀, 형제, 부모, 조부모, 이모, 삼촌) 중에서 조울증 또는 양극성 장애를 앓는 사람이 있는가?		
5. 의료인으로부터 조울증 또는 양극성 장애로 진단받은 적이 있는가?		

점수 알고리즘:

다음 기준 중 **3**개 모두에 해당**해야지 양성임:**

- 질문 13개 중 1–7개에서 “예” 반응
- 질문 2– “예” 반응
- 질문 3– “중등도” 또는 “중증” 반응

Source: Hirschfeld RM (2000); Gulick D (2006).

기타 병변

바깥귀염 (귀 감염)

- 귀 불편감 (가려움에서 심한 통증에 이름)
- 씹을 때 불편감이 증가
- 귀에서의 배출물
- 귀가 "꽉찬" 느낌
- 청력 소실

Source: Sander R (2001).

세균성 뇌막염 = 내과적 응급

성인

- 두통, 발열, 오한
- 광선 공포증
- 구토, 오심
- 상기도염증 증상
- 20%–30%에서 경련
- 혼돈
- Kernig 징후 양성 = 엉덩관절 90° 굽히고 무릎 펼 때 통증 유발
- Brudzinski 징후 양성 = 누운 채로 목을 굽힐 때 통증 유발
- 목 경직
- 졸림

Source: Boissonnault WG (2005); Gulick D (2006).

두통

통증의 종류	가능한 원인
급성	외상, 감염, 뇌혈관장애 전조증상
만성	눈 염좌, ETOH, 불충분한 환기
심한, 강렬한	뇌막염, 동맥류, 뇌종양
박동성	편두통, 발열, 고혈압, 대동맥 부전
지속적	고혈압/항응고제 복용 병력이 있는 경우의 근 수축/근방호 = 출혈 암시
오전	부비동염, ETOH, 목뼈 퇴행성 질환, 고혈압, 수면 자세
오후	눈 염좌, 근 긴장
야간	두개 내 질환, 콩팥염
이마	부비동염, 신염
관자엽	눈 또는 귀 질환, 편두통이 시각 변화를 동반한 경우 = 측두 동맥염
뒤통수엽	추간판 탈출, 눈 염좌, 고혈압
마루엽	뇌막염, 변비, 종양
얼굴	부비동염, 삼차신경통, 치아 문제, 종양
찌르는	귀 막힘, 귀울림, 현기증 = 중이염
심한	발열, Kernig's 징후 = 뇌막염
심한, 갑작스러운	종양, 측두 동맥염, 고혈압 = 거미막밑 출혈
간헐적	의식의 변동 = 경질막밑 혈종

Source: Gulick D (2006).

부종의 평가

발목 부종 평가 방법

1. 가쪽 복사뼈의 먼쪽에서 시작; 안쪽으로 가면서 발배뼈결절의 먼쪽으로 이동

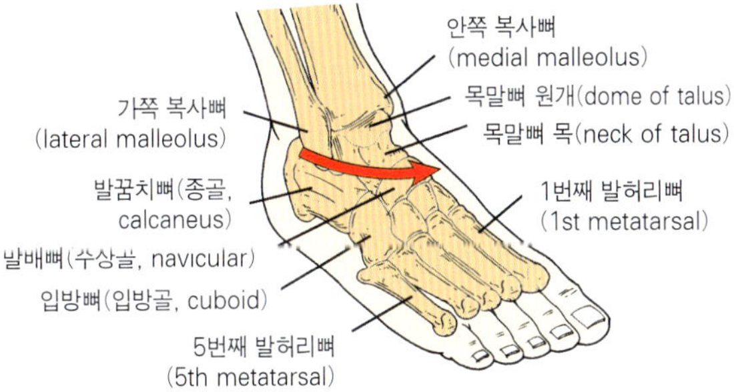

2. 아치 아래에서 5번째 발허리뼈머리의 먼쪽으로

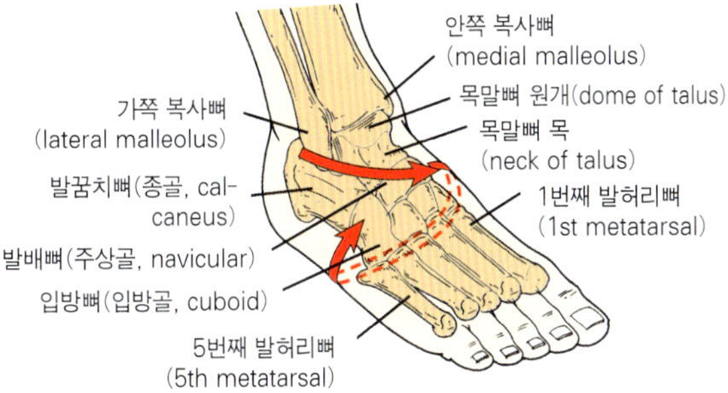

3. 앞정강근힘줄을 가로질러 안쪽 복사뼈의 먼쪽으로 이동

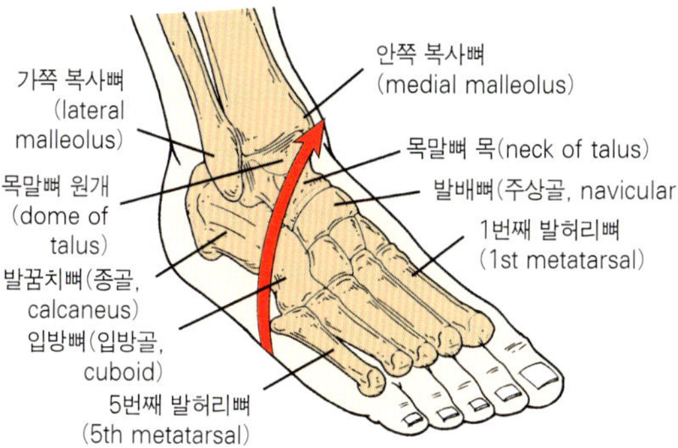

4. 아킬레스힘줄 위에서 다시 가쪽 복사뼈로 이동

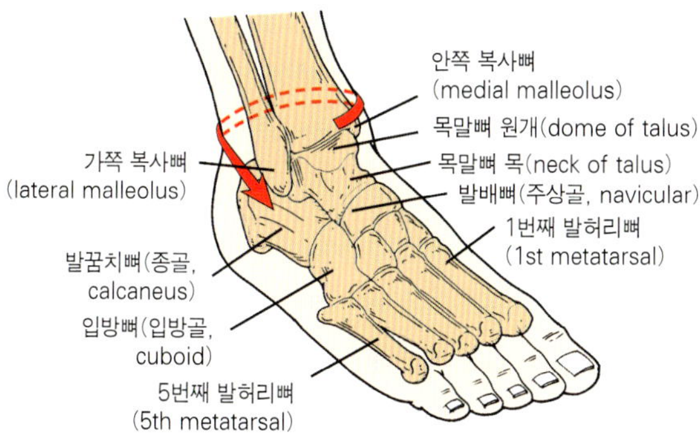

손 부종 평가 방법 (손바닥면)

1. 가쪽 붓돌기에서 시작; 안쪽으로 가면서 손바닥을 가로질러 5번째 손허리손가락관절으로 이동

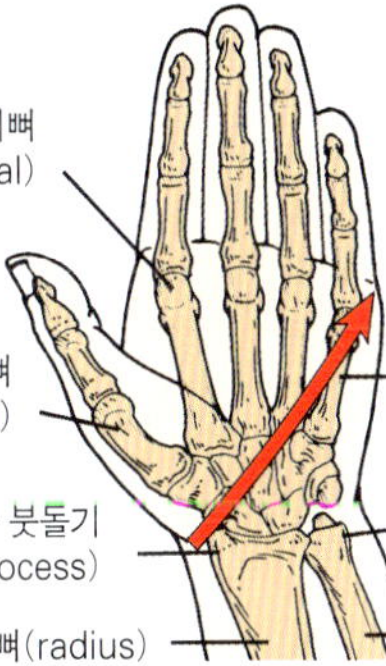

2. 손가락 관절을 지나 2번째 손허리손가락관절로 이동

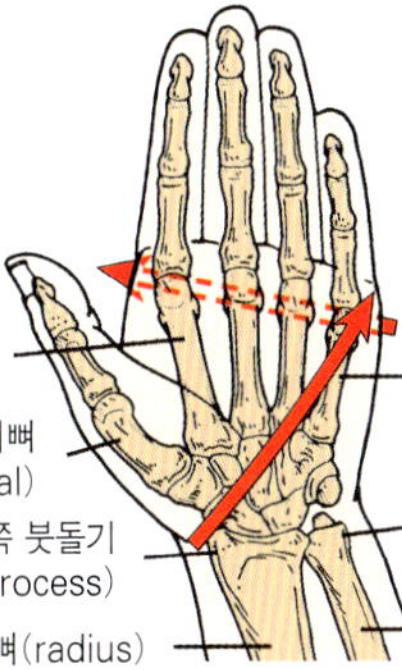

3. 손바닥을 가로질러 안쪽 붓돌기로 이동

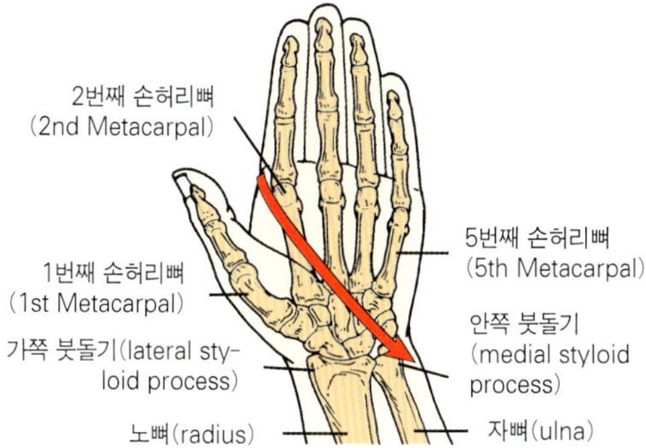

4. 손목의 등쪽을 가로질러 가쪽 붓돌기로 이동

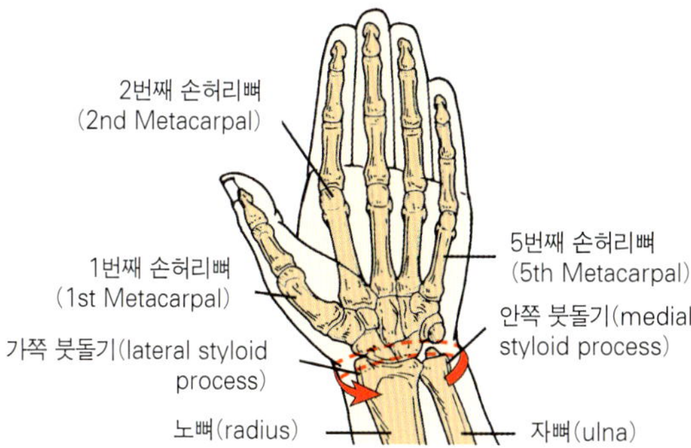

손 부종 평가 방법 (손등면)

1. 안쪽 붓돌기에서 시작; 가쪽으로 가면서 손등을 가로질러 2번째 손허리손가락관절으로 이동

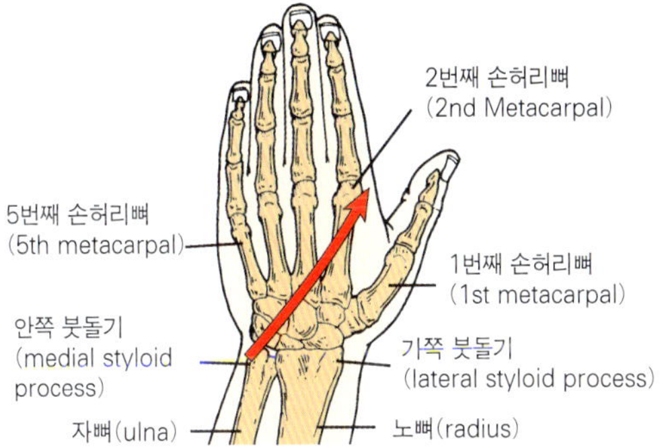

2. 손허리손가락관절의 손바닥쪽을 지나 5번째 손허리손가락관절로 이동

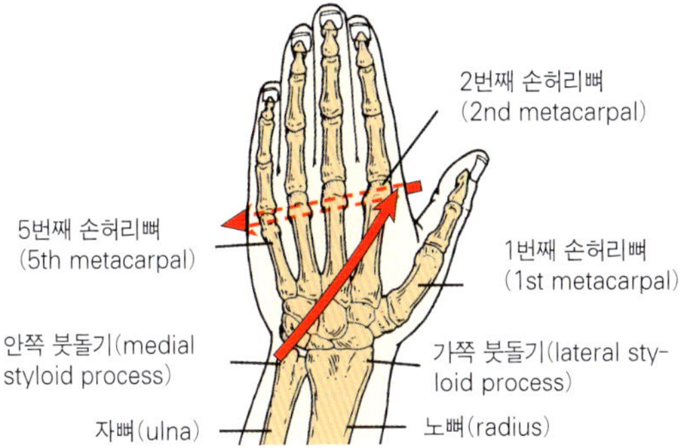

3. 손등을 가로질러 가쪽 붓돌기로 이동

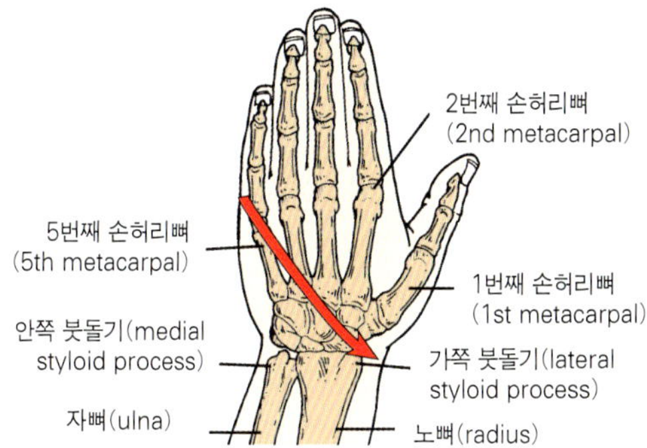

4. 손목의 바닥면을 가로질러 안쪽 붓돌기로 이동

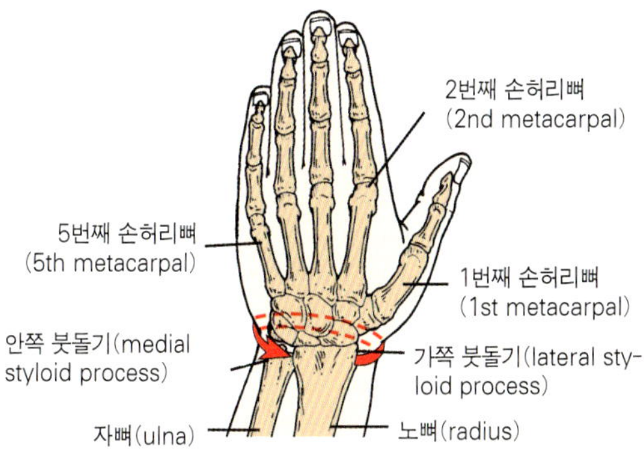

물리 치료

온열 및 한랭 치료의 단기 효과

	온열	한랭
피부 모세혈관	확대	수축
피부 질감	부드러움	거침
피부색	분홍, 이후 적색	백색, 이후 적색
골격근	이완	떨림
세포 조직 크기	확대	거의 변화 없음
조직 대사	↑	↓
맥박	↓	↑
일회 심박출량	↓	↑
혈압	↓	↑
통증 지각	↓	↓

온열 및 한랭치료의 금기

온열	한랭
■ 급성 염증 ■ 급성 출혈 ■ 발열 ■ 악성 종양 (상대적) ■ 온도 조절 문제 (상대적) ■ 감각 소실 (상대적)	■ 추위 과민성 ■ 한랭글로불린혈증 ■ 동맥 기능 부전 ■ 온도 조절 문제 (상대적) ■ 감각 소실 (상대적)

초음파

치료 이전에 다음의 금기가 모두 없어야 함

- ■ 악성 종양 (상대적)
- ■ 결핵
- ■ 임신
- ■ 뼈끝판 (상대적)
- ■ 혈우병
- ■ 생식기, 뇌, 눈, 인공심박동기, 목동맥팽대, 혈전
- ■ 감각 소실 (상대적)

초음파 변수:	
주파수	• 1 MHz 목표 조직 두께는 3~5 cm • 3 MHz 목표 조직 두께는 2~3 cm
모드	• 온열 효과를 얻기 위해서는 연속적으로 (continuous) • 기계적 효과를 얻기 위해서는 단속적으로 (pulsed)
빔 비균질비 (BNR)	• < 5:1
강도 = 온열 효과와 기계 효과 중 어떤 것을 위해 온열을 사용하는지 선수에게 확인	• 1 w/cm2에서는 1 MHz 초음파는 근육을 분당 0.2℃ 올리고 3MHz의 초음파는 근육을 분당 0.6℃ 올림 • 격렬한 온열로 조직의 온도를 4℃ 상승
치료 부위	• 효과적 방출 영역(ERA)의 2~3배
애플리케이터 움직임	• 원형 양상으로 초당 3~4 cm/sec
온열 효과의 기간, 즉, 스트레칭 윈도우	• 조직 온도가 4~5분간 상승된 채 유지 • 조직 온도는 15~18분 내에 원상 복귀

Source: Draper DO (1998); Draper DO & Ricard MD (1995); Rose S, Draper DO, Schulthies SS & Durtant E (1996).

온열 효과	비온열 효과
■ 조직 온도 상승 ■ 콜라겐 신장성 증가 ■ 혈류 증가 ■ 효소 활동 증가 ■ 근 긴장도 감소 ■ 신경 전도 속도 증가 ■ 통증 역치 증가	■ 비만 세포의 탈과립 ■ 히스타민 분비 ■ 대식 작용 증가 ■ 미세마사지 ■ 창상 수축

음파 영동	항염 성분
■ 1℃ 이하의 조직 가열 ■ 단속적 또는 저강도 사용 가능 ■ 3MHz (표면 조직에만) ■ 10분 치료 시간	■ 케토프로펜 ■ 케토프로펜 덱사메타존 ■ 케토프로펜 하이드로코르티존

전기 자극

치료 이전에 다음의 금기가 모두 없어야 함

- ■ 심장 또는 목동맥팽대
- ■ 혈전 부위
- ■ 임신 (분만시 제외)
- ■ 결핵
- ■ 암 (상대적)
- ■ 감각 소실 (상대적)

부종 치료 시 직류 변수 (수분 이동)

- 치료 전: 부피 또는 둘레 측정
- 얼음팩, 얼음 목욕, 간헐적 압박과 같이 사용할 수 있음
- 견딜만한 강도
- 연속적 전류 흐름
- 치료 시간 = 20~30분

(+) 전류: 급성 치료	(−) 전류: 만성 치료
• 혈액 세포 응집 • 혈관 수축 (부종의 발생을 방지)	• 응집을 억제 • 혈관 확장 • 이미 존재하는 부종의 제거를 촉진하기 위해 수분 이동

부종 치료 시 교류 변수 (근육 수축)

- 치료 전: 부피 또는 둘레 측정
- 얼음팩, 얼음 목욕, 간헐적 압박과 같이 사용할 수 있음

교류 전극 위치	• 주동근 위에 1개의 전극/채널을 위치 • 길항근 위에 1개의 전극/채널을 위치

속도	20~50 회/초
강도	강한 근수축
자극 기간	최대
순환 주기	1:2; 4초 켜지고 4초 꺼짐; 전극/채널 간 교대로 (1–2초 경사(ramp))
치료 시간	20~30 분
근육 재교육을 위한 변수 (신경분포)	
교류	이상파
전극	근육의 운동점 위에
속도	• 상지 – 30~40 회/초 • 하지 – 40~50 회/초
강도	강한 근수축
자극 기간	최대
순환 주기	• 1:3–6 = 3–5초 켜지고 10–30초 꺼짐 • 1–2초 경사
치료 시간	10–20 최대 수축
근육 재교육을 위한 변수 (탈신경)	
직류	단상파
전극	근육의 운동점 바로 먼쪽에; 위치 파악을 위해 전기자극을 건측에 먼저 시행해 볼 수 있음
속도	• 상지 – 30~40 회/초 • 하지 – 40~50 회/초
강도	강한 근수축
자극 기간	최대
순환 주기	• 1:3–6 = 3–5초 켜지고 10–30초 꺼짐 • 1–2초 경사
치료 시간	10–20 최대 수축

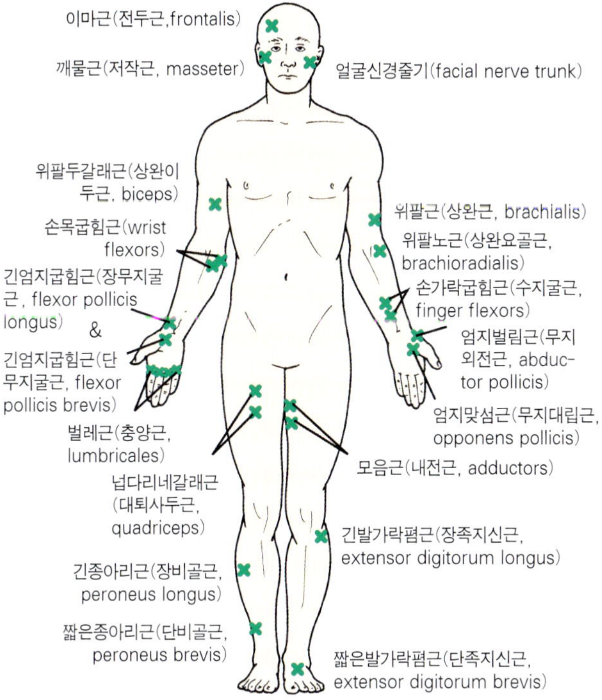
이마근(전두근,frontalis)
깨물근(저작근, masseter)
얼굴신경줄기(facial nerve trunk)
위팔두갈래근(상완이
두근, biceps)
위팔근(상완근, brachialis)
손목굽힘근(wrist
flexors)
위팔노근(상완요골근,
brachioradialis)
긴엄지굽힘근(장무지굴
근, flexor pollicis
longus)
&
손가락굽힘근(수지굴근,
finger flexors)
엄지벌림근(무지
외전근, abduc-
tor pollicis)
긴엄지굽힘근(단
무지굴근, flexor
pollicis brevis)
엄지맞섬근(무지대립근,
opponens pollicis)
벌레근(충양근,
lumbricales)
모음근(내전근, adductors)
넙다리네갈래근
(대퇴사두근,
quadriceps)
긴발가락폄근(장족지신근,
extensor digitorum longus)
긴종아리근(장비골근,
peroneus longus)
짧은종아리근(단비골근,
peroneus brevis)
짧은발가락폄근(단족지신근,
extensor digitorum brevis)

앞면(Anterior)

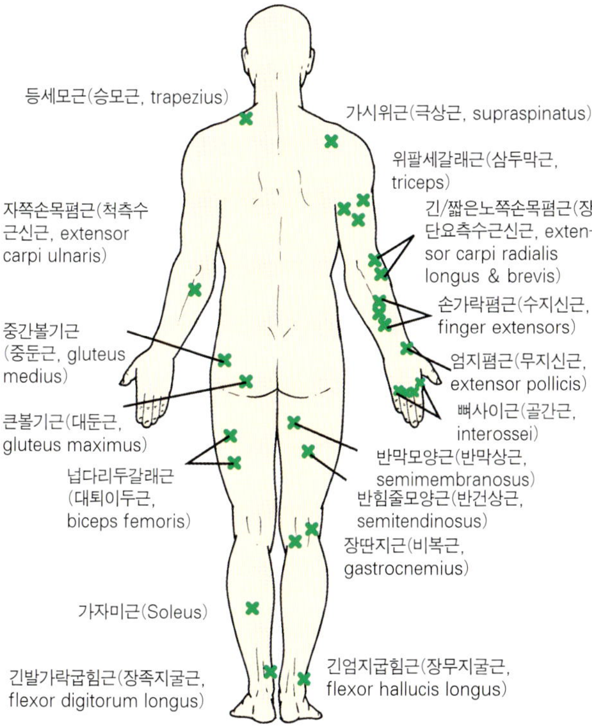

뒷면(Posterior)

통증 조절 - 연속적 교류	관문 조절 이론 (보편적)	중추 교차 이론 (짧고 강하게)	아편 조절 이론 (느린 속도)
이론	A-beta 감각 섬유를 자극하여 A-delta 및 C 섬유를 차단; 감각 섬유가 활성화되는 동안 통증으로는 gate는 차단됨	C 섬유의 강한 자극으로 과자극 진통을 유발	A-delta 및 C 섬유의 자극으로 엔케팔린과 베타 엔돌핀의 분비를 초래하여 통증을 감소
전극 위치	통증 부위 바로 위	통증 부위 바로 위	전신반응으로 인해 비특이적
속도	100~120 회/초	100~120 회/초	1~3회/초
강도	견딜 수 있는 자극이면서 근육 수축은 없어야 함	견딜 수 있는 자극	견딜 수 있는 자극; 유해자극
치료 시간	최소 15~20분	30~60초	60분, 15~30분
효과 나타날 때까지 소요시간	엔케팔린의 분비에 10~20분 소요	즉시에서 수분 이내	2~6시간(베타 엔돌핀의 반감기 = 4시간)
효과 지속시간	자극을 제거한 후 30분까지	치료 시간의 5~10배	

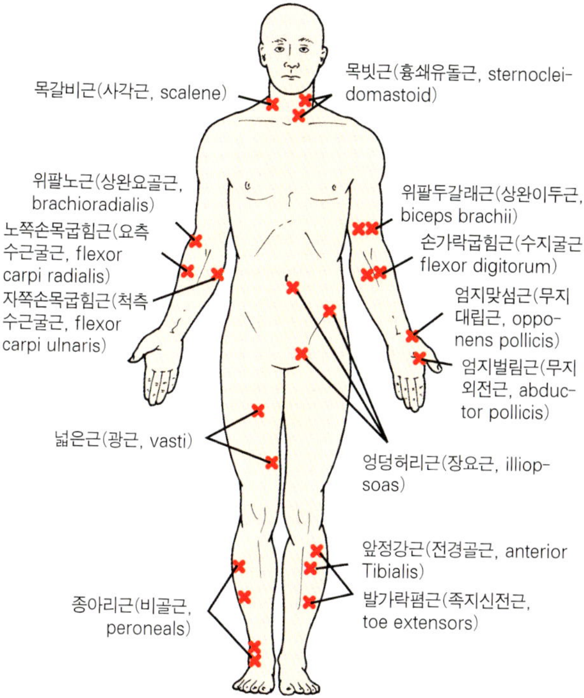
목갈비근(사각근, scalene)
목빗근(흉쇄유돌근, sternoclei-domastoid)
위팔노근(상완요골근, brachioradialis)
위팔두갈래근(상완이두근, biceps brachii)
노쪽손목굽힘근(요측 수근굴근, flexor carpi radialis)
손가락굽힘근(수지굴근, flexor digitorum)
자쪽손목굽힘근(척측 수근굴근, flexor carpi ulnaris)
엄지맞섬근(무지 대립근, oppo-nens pollicis)
엄지벌림근(무지 외전근, abduc-tor pollicis)
넓은근(광근, vasti)
엉덩허리근(장요근, illiop-soas)
앞정강근(전경골근, anterior Tibialis)
종아리근(비골근, peroneals)
발가락폄근(족지신전근, toe extensors)

앞면(Anterior)

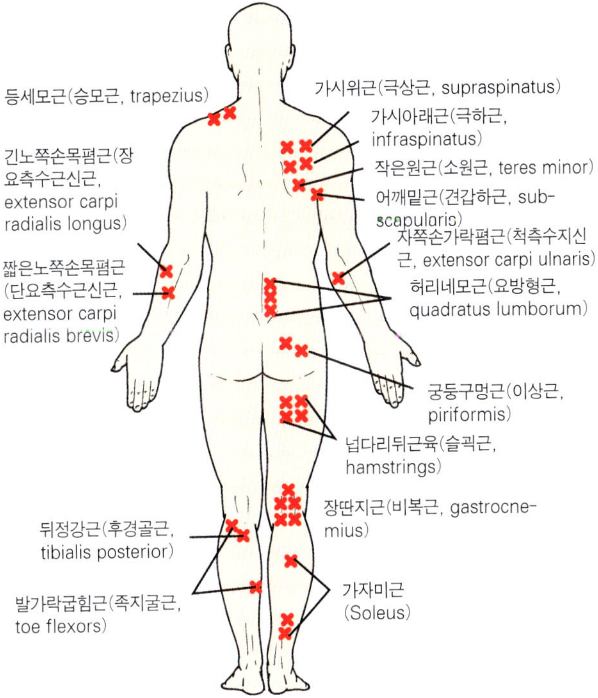

뒷면(Posterior)

창상 치유

직류를 사용하여 극성(polar) 효과를 생성해 창상을 치료

감염 존재 시의 변수	감염이 없을 시의 변수
• 음극은 알칼라인 반응을 초래해 세균의 성장 및 혈류 증가를 억제함. 하지만 조직 단백의 액체화는 새로운 콜라겐의 형성을 방해함. 그리하여 음극은 감염이 소실될 때까지만 사용해야 함 • 단상, 단속적, 쌍점 • 자극 속도 = 50회/초 • 강도 = 근수축을 유발하지 않는 최대 감각 자극 • 치료 시간 = 30~60분; 2~3회/일	• 양극은 세포의 창상 중심으로의 이동, 세포 증식 및 치유 시간 감소를 촉진 • 단상, 단속적, 쌍점 • 자극 속도 = 80회/초 • 강도 = 근 수축을 유발하지 않는 최대 감각 자극 • 치료 시간 = 30~60분; 2~3회/일

치료 반응:

- 장액성 배출 = 저강도; 다음 치료시 강도 증가
- 혈액성 배출 = 고강도; 다음 치료시 강도 감소
- 약간의 혈액이 동반된 장액성 = 적합; 다음 치료시 강도 유지

이온 삼투법

병변으로 확인하는 이온, 소스, 전달 극		
염증		
Betamethasone	0.4%(4 mg/mL)	음극
Dexamethasone	0.2%–0.8% (2–8 mg/mL)	음극
Prednisolone	1%–5% (10–50 mg/mL)	음극
창상		
Gentamycin (gram neg)	5%–10% (50–100 mg/mL)	양극
Zinc	2% (20 mg/mL)	양극
Penicillin	5%–10% (50–100 mg/mL)	음극
칼슘 침착 (발뒤꿈치 골극, 석회성 건염)		
Acetate (acetic acid)	2%–4% (20–40 mg/mL)	음극
반흔 조직 & 유착		
Chlorine (NaCl)	2% (20 mg/mL)	음극
Iodine	2%–4% (20–40 mg/mL)	음극
Potassium iodide	10% solution (200 mg/mL)	음극
Sodium chloride	2% (20 mg/mL)	음극
부종 감소		
Hyaluronidase	1%–2% (10–20 mg/mL)	양극
근 경련		
Baclofen	0.5% (5 mg/mL)	음극
Calcium (CaCl)	1%–2% (10–20 mg/mL)	양극
Magnesium	1%–2% (10–20 mg/mL)	양극
통증		
Lidocaine	4–5% (40–50 mg/mL)	양극

(계속)

병변으로 확인하는 이온, 소스, 전달 극		
다한증		
Atropine sulfate	0.001%–0.01% (0.01–1 mg/mL)	양극
Glycopyrronium bromide	0.1% (1 mg/mL)	양극
통풍		
Lithium	2%–4% (20–40 mg/mL)	양극
진균 감염(무좀 등)		
Copper sulfate	2%–4% (20–40 mg/mL)	양극

견인

치료 이전에 다음의 금기가 모두 없어야 함

절대적 금기

- 척추 감염
- 척추암
- 종양
- 류마티스성 관절염

상대적 금기

- 뼈돌기
- 골다공증
- 관절 과운동성
- 견인 불안증
- 임신
- 턱관절 기능이상 (턱끈 사용 안 함)

견인 적응증

- 관절면의
- 척추원반간의 압력 감소
- 신경학적 증후 및 증상
  - 감각 저하
  - 반사 저하
  - 운동 기능 저하
- 신경뿌리 압박
- 근 긴장도 증가
- 척추 후관절 압박
- 경질막바깥 공간의 혈류 증가
- 척추 저운동성

견인 변수

- 정해진 목표 조직에 대한 당김의 각도
  - L5–S1 = 45~60° 엉덩관절 굽힘
  - L4–L5 = 60~75° 엉덩관절 굽힘
  - L3–L4 = 75~90° 엉덩관절 굽힘
  - 고리뼈 및 중쇠뼈 = 중립
  - 목의 굽힘 각도가 증가하면 아래 목뼈가 주요 대상이 됨
- 강도
  - 목뼈: 머리 무게가 12~15 파운드; 척추 분리는 25~45 파운드에서 발생
  - 허리뼈: 체중의 50% 이상
- 치료 시간 = 5~25분

Source: Colachis S & Strohm M (1965).

견인 시 적색 경보

- 사지 통증의 증가
- 감각 저하
- 불안 증대
- 생체 징후의 변화

간헐적 압박

치료 이전에 다음의 금기가 모두 없어야 함

- 감염
- 혈전
- 암
- 불안정 골절
- 동맥 기능부전
- 연조직염

간헐적 압박의 적응증

- 심부정맥혈전증의 예방
- 림프부종의 감소
- 동맥폐쇄성질환의 치료
- 급성 부종의 치료

간헐적 압박의 변수

- 압력: > 모세혈관 재충만 압력 (30 mmHg) < 이완기 혈압
- 켜짐: 꺼짐 비율: 3–4:1
- 급작스러운 팽창이 느린 팽창에 비해 권고됨

Source: Nikolovoka S, Arsovski A, Damevska K, Gocev G & Pavlova L (2005).

회전욕 온도

분류	화씨(°F)	섭씨(℃)
매우 뜨거움	104–110	40–43.5
뜨거움	99–104	37–40
따뜻함	96–99	35.5–37
중성	92–96	33.5–35.5
미지근함	80–92	27–33.5
시원함	65–80	17–27
차가움	56–65	13–17
매우 차가움	35–56	1–13

상지

상지 팔걸이 착용

1단계: 팔걸이를 환측 상지로 밀어넣음

2단계: 벨크로® 띠를 등과 반대측 어깨위로 감쌈

3단계: D-고리를 통해 띠를 고정

선택적 방법: 수직 붕대를 추가하여 안정성을 증가

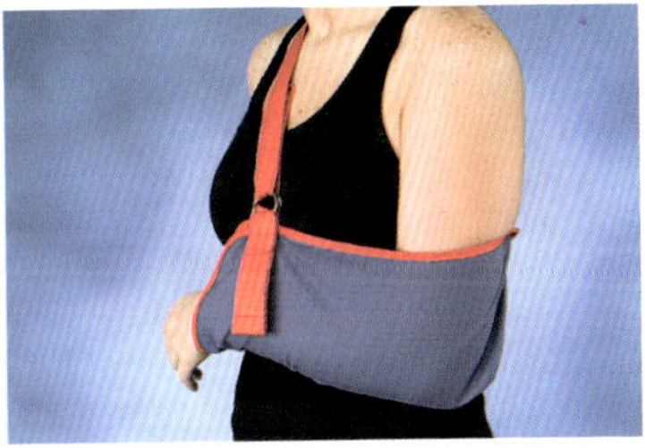

상지 알루미늄(SAM) 부목 착용

1단계: 부목 댈 신체 부위의 일반적 형상에 맞게 SAM 부목의 모양을 만듬

2단계: SAM 부목을 환부에 놓고 윤곽을 가능한한 맞춤

3단계: 압박붕대나 벨크로® 띠로 SAM 부목을 고정

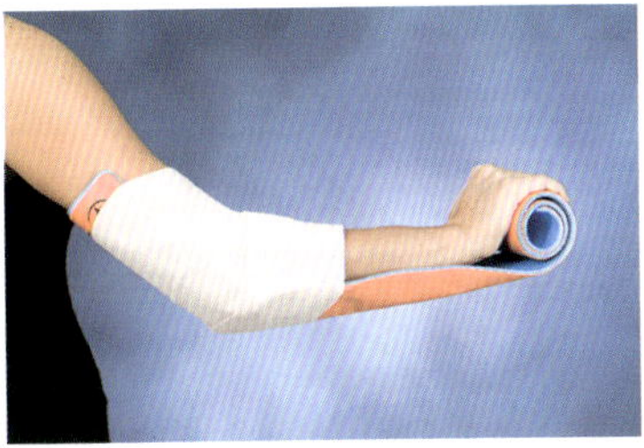

선택적 방법: 부목의 강도를 높이기 위해 SAM 부목을 2겹으로 댈 수 있음

상지 압박 붕대 착용

1단계: 상지를 원하는 자세로 위치; 먼쪽에서 몸쪽 방향으로 나선형으로 붕대 감기

2단계: 각 층을 붕대의 1/2 넓이로 겹치기

3단계: 테이프, 클립, 벨크로® 등으로 몸쪽에서 붕대 고정하기

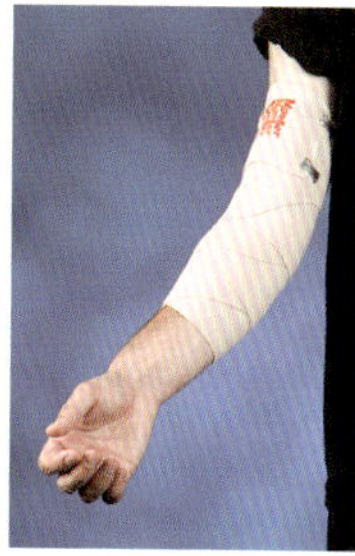

어깨 맥수대(Spica) 붕대

1단계: 위팔 중간에 고정 붕대를 감고 어깨를 향해 몸쪽으로 원을 그리며 감기

2단계: 대각선으로 가슴을 가로 질러 반대편 겨드랑이 밑의 등에서 어깨까지 감기

3단계: 가슴을 가로 질러 위팔 및 등을 감음; 팔과 가슴 사이를 반복; 위팔에서 끝맺음

4단계: 선택적 방법: 2인치 탄성 테이프로 압박 붕대 위를 1~2번 감기

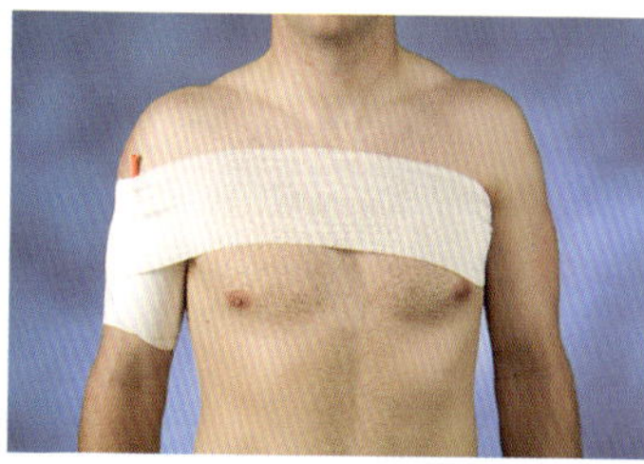

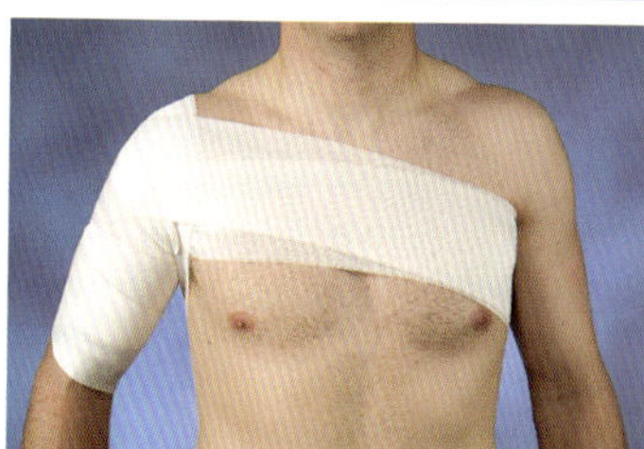

오목위팔 아탈구에 대한 붕대 감기

1단계: 탄성 띠로 위팔 중간에 고정 띠를 대고 및 가슴에 수평으로 수차례 감기 (유두는 거즈나 펠트로 덮을 것)

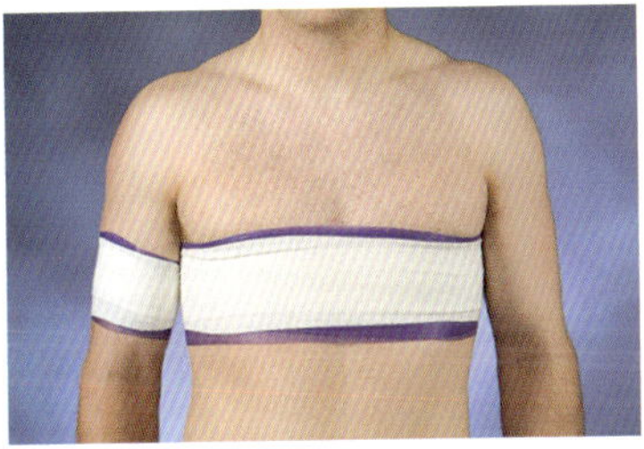

2단계: 3인치 탄성 테이프로 팔자 붕대를 팔, 가슴에 감고, 겨드랑이 아래로 비틀어 돌리기

3단계: 탄성 테이프를 겨드랑이 부위에서 비늘어 감으며 테이프로 고정하기

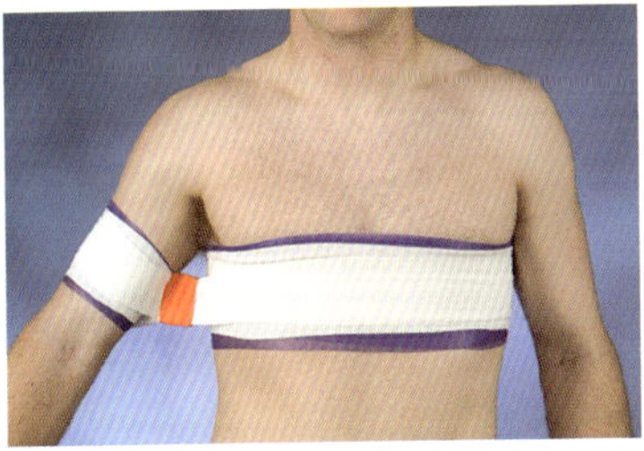

봉우리빗장관절 지지대

1단계: 고정 띠를 위팔 중간에 대고 가슴에 수평으로 수차례 감고 유두는 거즈나 펠트로 덮을 것

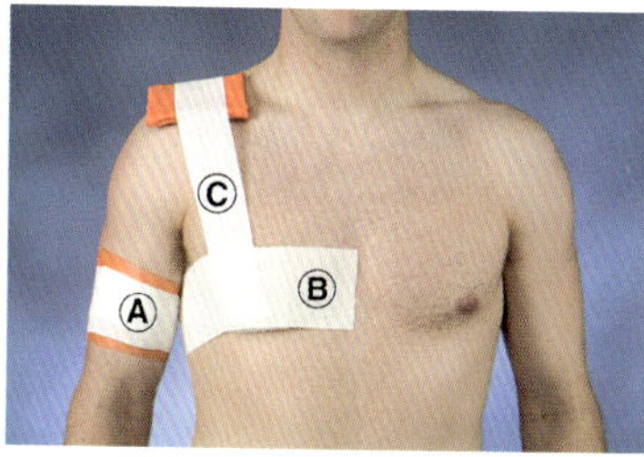

2단계: 단단한 폼 패드를 봉우리빗장관절위에 대고 가슴 앞쪽에서 뒤쪽까지 탄성 테이프로 수차례 감으면서 압박; 탄성 띠에 흰 테이프를 붙여 더욱 강화할 수 있음

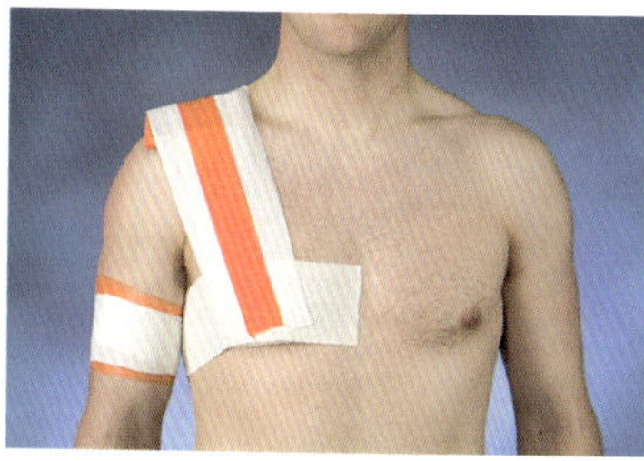

3단계: 봉우리빗장관절에서 위팔 중간부위까지 부채 보양으로 여러차례 띠를 부착

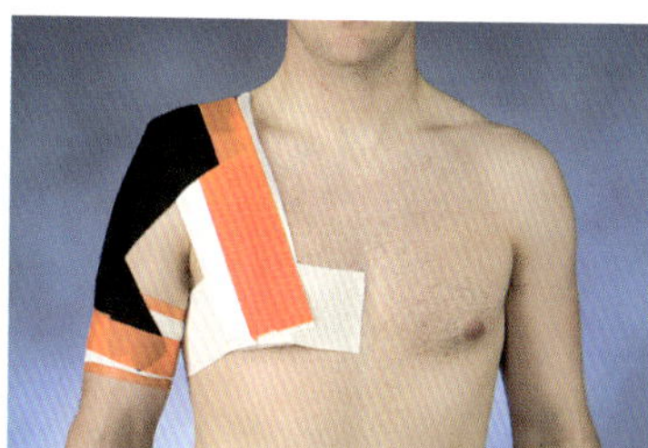

팔꿈치 과다폄 붕대 감기

1단계: 위팔 중간 및 아래팔 중간에 2개의 고정대를 부착

2단계: 가쪽 위팔에서 안쪽 아래팔, 안쪽 위팔에서 가쪽 아래팔로 2개의 대각선 띠를 부착

3단계: 위팔에서 아래팔로 퍼지는 양상으로 띠를 앞면에 부착; 이들 띠는 고정대를 넘어서서 접음으로 추가적인 안정성을 제공

4단계: 고정대를 강화하며 마무리

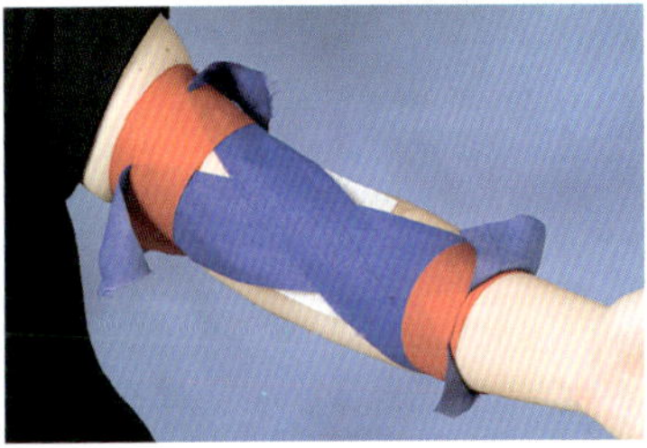

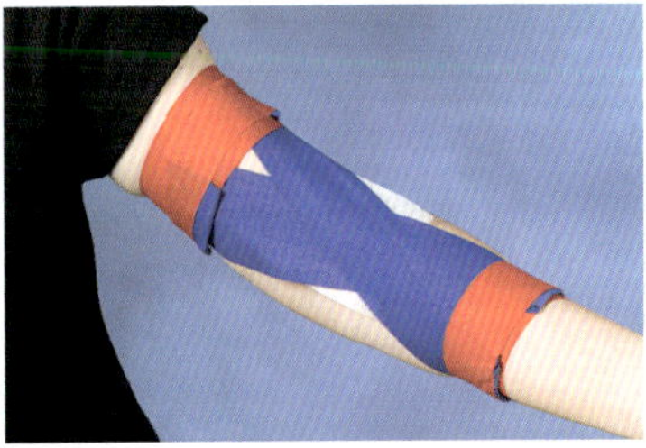

가쪽 위관절융기염 띠

상용 띠

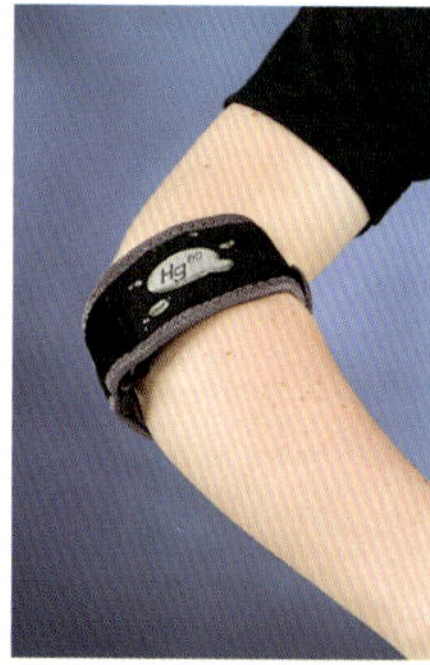

1단계: 띠의 크기를 적절하게 하기 위해 팔꿈치의 둘레를 측정

2단계: 가쪽 위관절융기의 1손가락 너비 먼쪽에 띠를 위치

3단계: 혈액순환에 장애를 초래하지 않는 한 강하게 띠를 조음

테이핑 방법

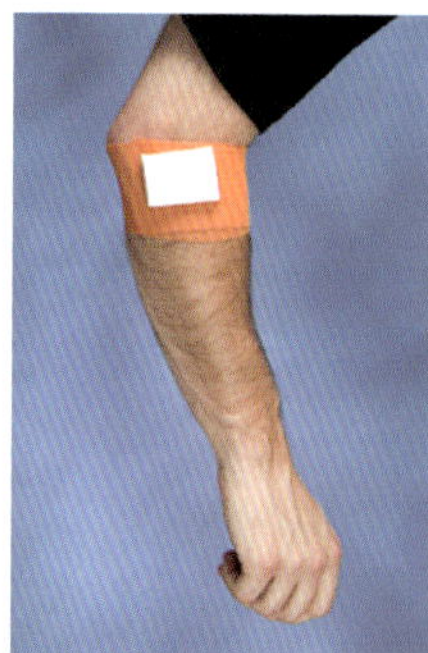

1단계: 1/4인치 두께의 펠트 패드를 1–2인치 직사각형 크기로 자름

2단계: 가쪽 위관절융기의 1손가락 너비 먼쪽에 위치하고 언더랩 (테이핑할 때 피부를 보호할 수 있는 덮개)으로 고정

3단계: 혈액순환에 장애를 초래하지 않는 한 강하게 1인치 탄성 테이프를 언더랩 위에 붙임

손목 붕대 감기

1단계: 손가락은 벌리고 손목은 원하는 자세에 위치

2단계: 먼쪽에서 몸쪽으로 겹치면서 원형으로 여러 띠를 부착

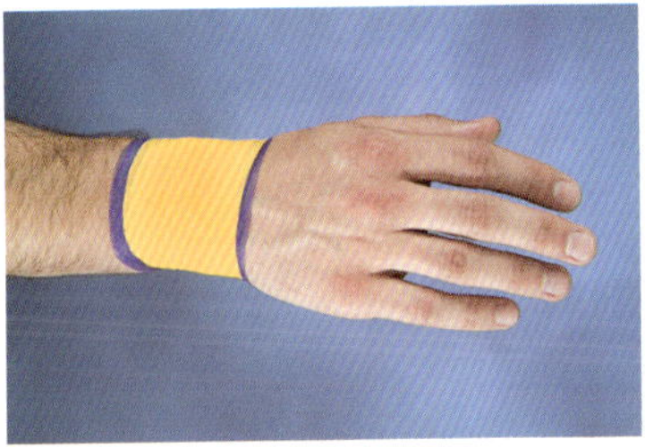

손목 및 손 붕대 감기

1단계: 손가락은 최대로 벌리고 손목 몸쪽에 고정대를 부착

2단계: 테이프를 접고 손가락을 위한 구멍을 뚫음; 테이프 구멍으로 손가락을 넣음

3단계: 테이프를 몸쪽의 고정대로 당기며 다른 손가락에도 필요시 반복

4단계: 고정대를 강화

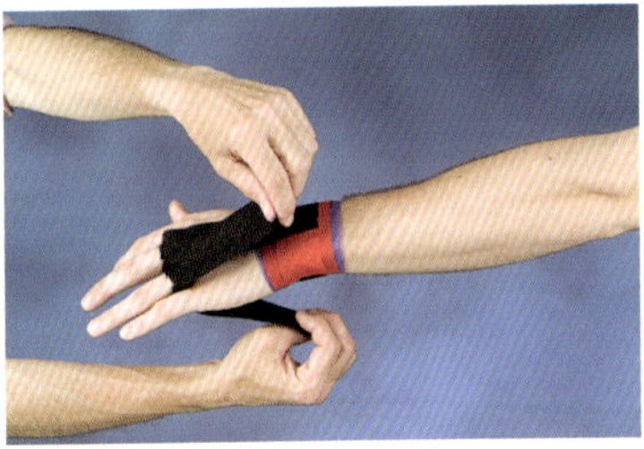

권투선수 붕대 감기

1단계: 손목은 중립에 놓고 손가락을 벌린 채 몸쪽 손목에 고정대를 부착

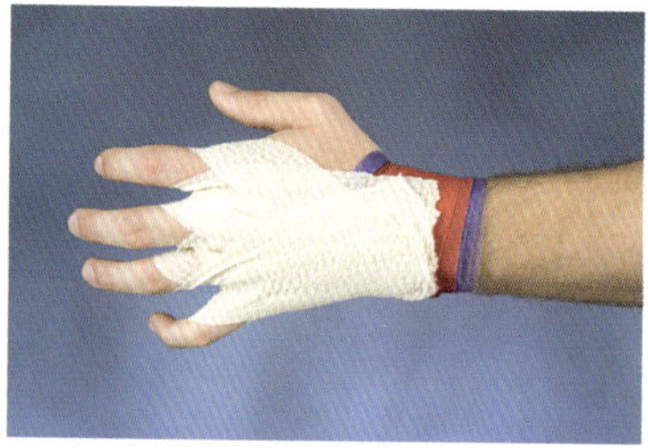

2단계: 고정대에서 시작하여 2,3 손가락의 사이까지 먼쪽으로 진행, 집게손가락을 감싸고 다시 고정대로 돌아옴; 각 손가락에 대해 반복; 각각의 붕대를 대고 난 뒤 주먹을 쥘 수 있는지 확인

선택적 방법: 2–3 엄지 손가락 맥수대(spica)를 착용

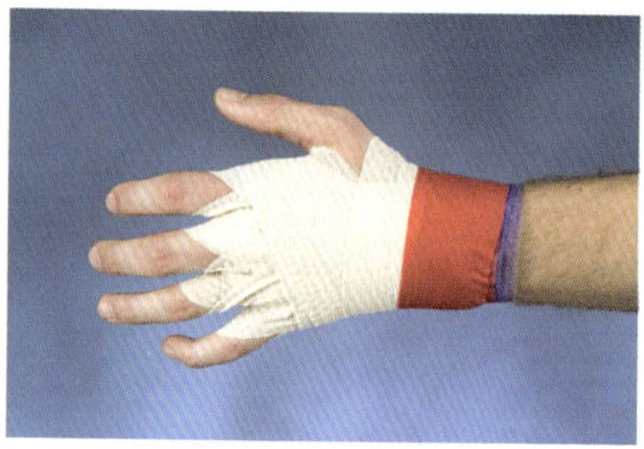

3단계: 손목 부위에서 마무리

엄지 손가락 맥수대(Spica)

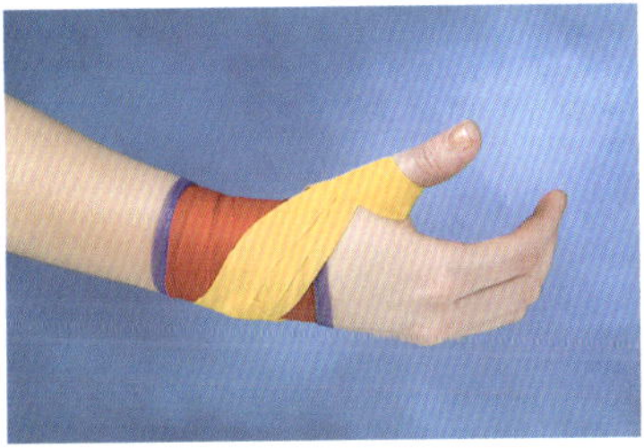

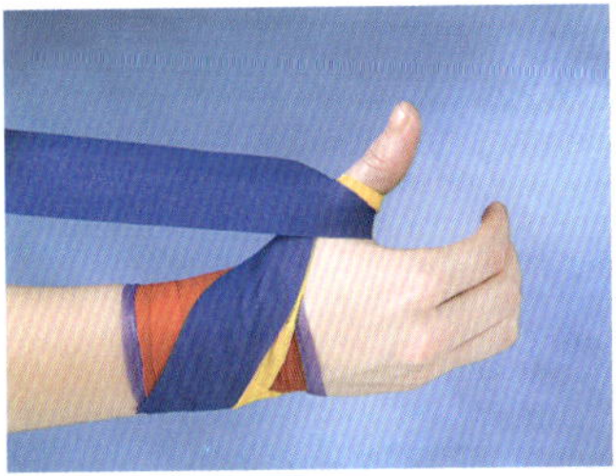

1단계: 엄지는 중립에 놓고 몸쪽 손목에 고정대를 부착

2단계: 고정대에서 엄지까지 나선형으로 붕대 감고(손허리손가락관절 포함) 다시 고정대방향으로 돌아옴

3단계: 선택적 방법 – 탄성 테이프에 "V"자로 홈을 파고, 손허리손가락관절에 십자 매듭을 감음

4단계: 고정대를 강화

엄지 손가락 과다폄 붕대 감기

1단계: 엄지의 손허리손가락관절 및 손가락뼈사이관절을 굽히고, 몸쪽 손목에 고정대를 부착

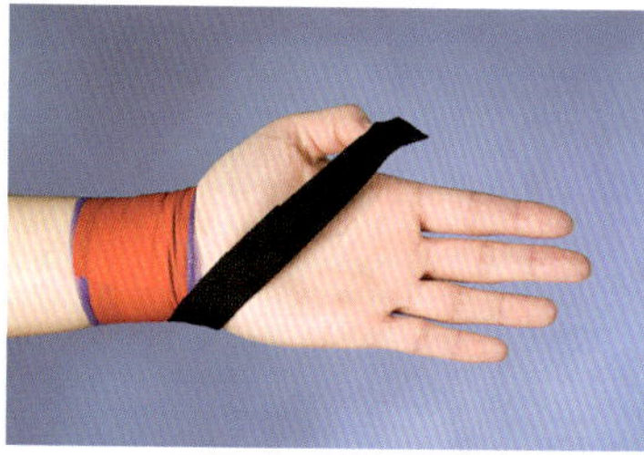

2단계: 엄지의 손바닥면에 세로로 수차례 붕대 감기; 붕대가 엄지 끝 및 고정대를 지나야 함

3단계: 엄지 끝 및 손허리손가락관절/손가락뼈사이관절 사이의 세로 붕대를 고정; 붕대를 뒤집고 엄지 끝에 원형으로 감기; 고정대를 강화

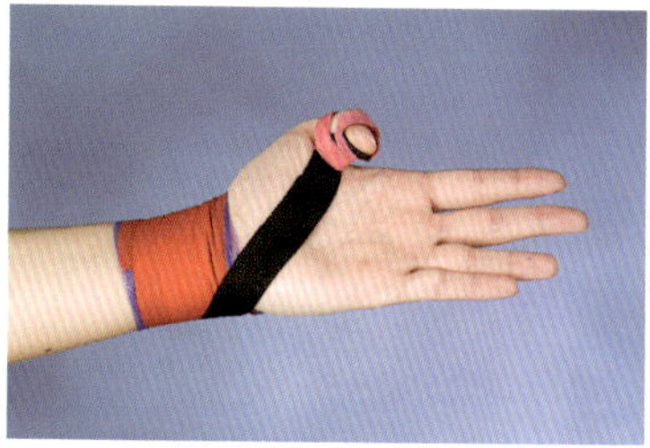

4단계: 선택적 방법: 엄지 손허리손가락관절/손가락뼈사이관절과 검지 손허리손가락관절/손가락뼈사이관절간의 고정을 확인

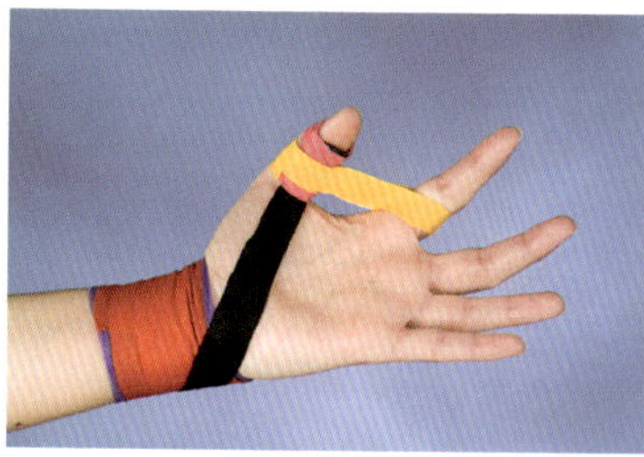

손가락 버디(Buddy) 테이핑

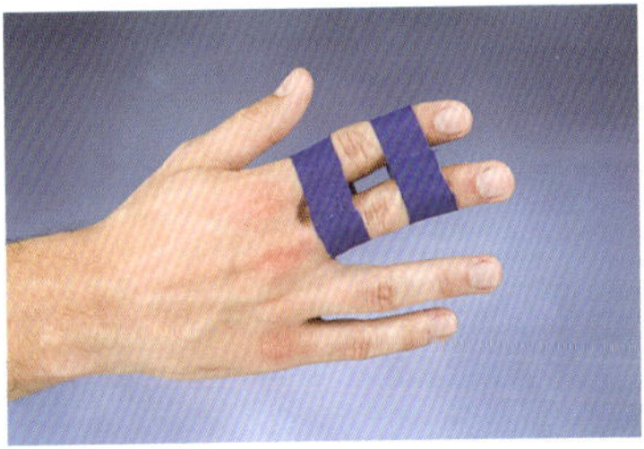

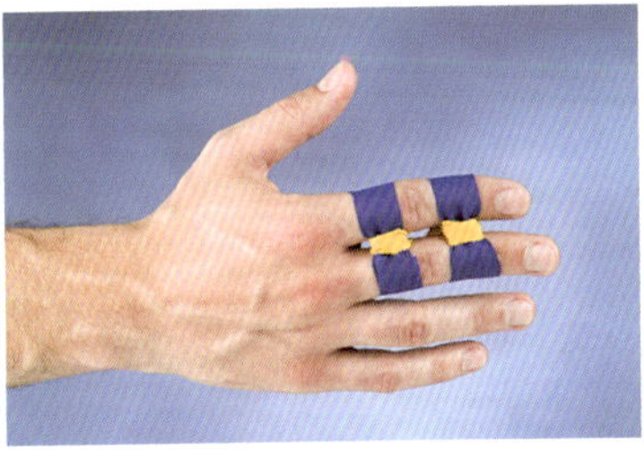

1단계: 손가락을 원하는 자세로 위치

2단계: 1/2인치 테이프로 손허리손가락관절 및 몸쪽손가락뼈사이관절사이를 감음

3단계: 1/2인치 테이프로 몸쪽손가락뼈사이관절 및 먼쪽손가락뼈사이관절관절사이를 감음

4단계: 선택적 방법: 각 붕대에 고정 강화

손가락 과다폄 붕대 감기

1단계: 손가락을 굽히고 고 손바닥 및 손가락 먼쪽에 고정대를 위치

2단계: 1/2인치의 세로 붕대를 손가락의 바닥면에 부착; 붕대는 손가락 및 고정대의 끝을 넘어야 함

3단계: 재고정, 세로띠를 뒤집어 다시 고정

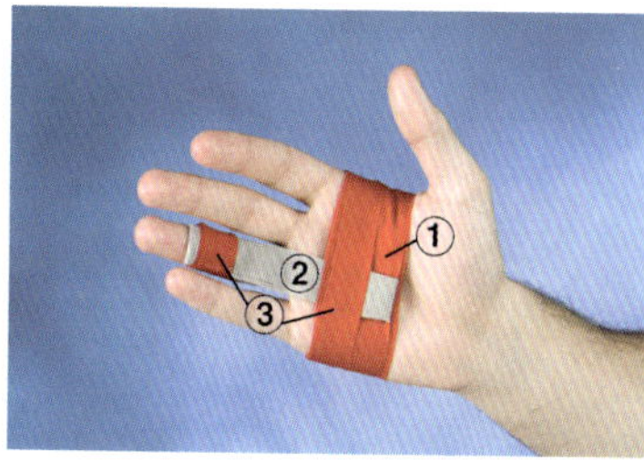

하지

엉덩이 맥수대(Spica) 붕대 감기

1단계: 말린 고정 테이프를 감아 고정대로 사용

2단계: 넙다리뼈의 먼쪽에서 압박붕대를 피부에 감으면서 고정; 먼쪽에서 몸쪽으로 나선형으로 감기; 붕대 너비의 1/2이 겹치도록 감기

3단계: 허벅지의 맨 위에서는 엉덩이를 감고 다시 허벅지로 내려옴

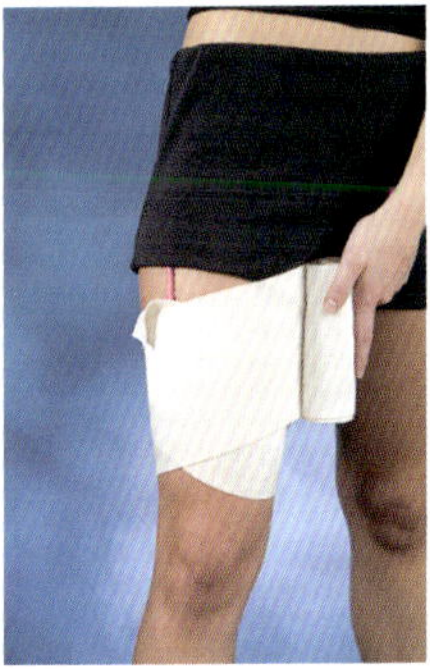

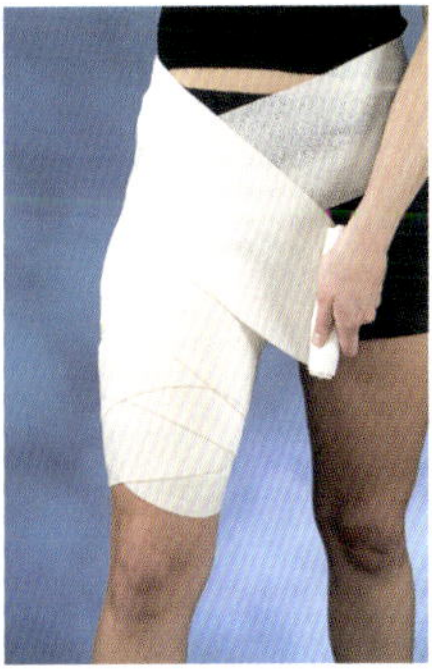

4단계: 테이프, 클립 또는 벨크로®로 몸쪽에서 붕대 고정

엉덩뼈능선 좌상 패딩

1단계: 앞위엉덩뼈가시 (ASIS) 위로 도넛 패드를 위치

2단계: 테이프로 패드를 고정하고 압박붕대를 복부에 감기

선택적 방법: 엉덩이 맥수대로 패드를 고정

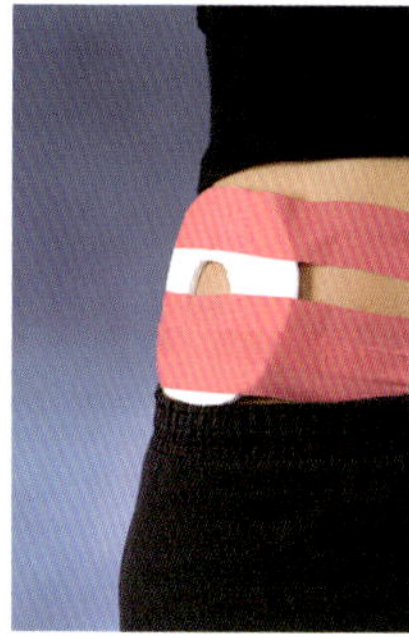

넙다리 압박 붕대 감기

1단계: 넙다리뼈의 먼쪽에서 압박붕대를 피부에 감으면서 고정; 먼쪽에서 몸쪽으로 나선형으로 감기; 붕대 너비의 1/2이 겹치도록 감기

2단계: 테이프, 클립 또는 벨크로®로 몸쪽에서 붕대 고정

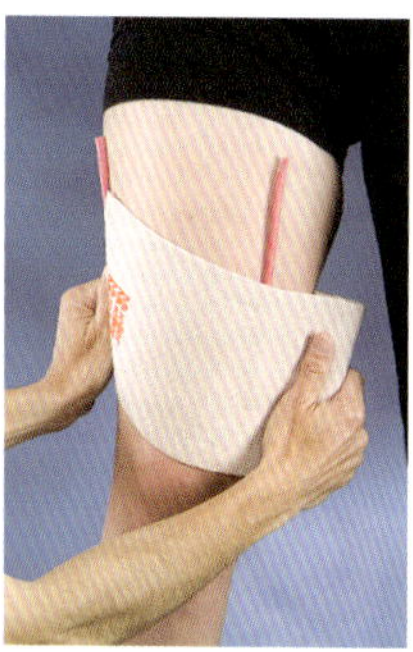

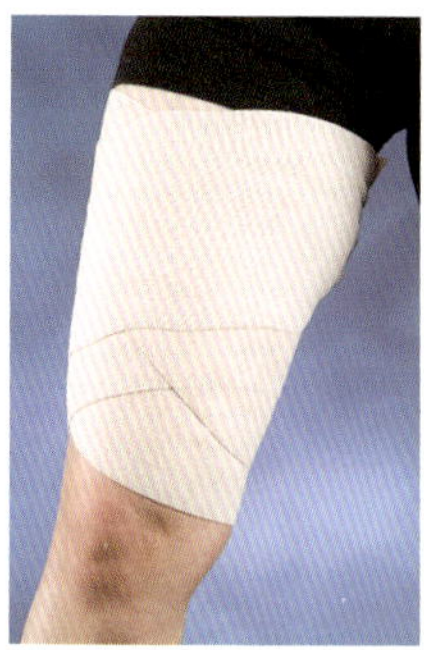

무릎 압박 붕대 감기

1단계: 무릎을 약간 굽힘; 정강뼈 중간부위에서 압박붕대를 피부에 감으면서 고정하고 먼쪽에서 몸쪽으로 나선형으로 감기

2단계: 붕대 너비의 1/2이 겹치도록 감기

3단계: 테이프, 클립 또는 벨크로®로 몸쪽에서 붕대 고정

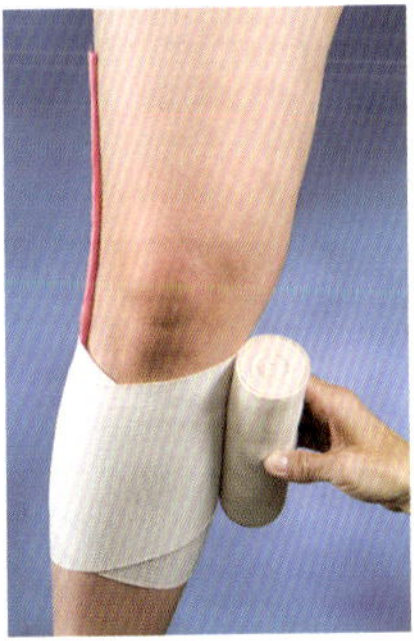

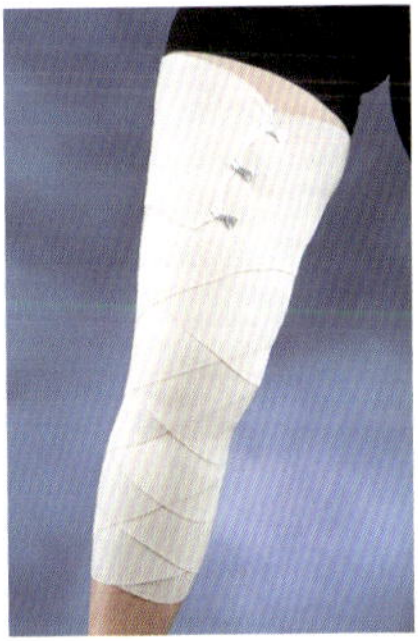

무릎뼈 안정화

1단계: 무릎뼈의 측면에 수평으로 말발굽 모양의 펠트를 잘라서 놓기

2단계: 3인치 탄성 테이프를 사용해 오금부위에서 시작해 테이프를 이등분해서 무릎뼈를 덮음 – 하나는 안쪽에서→ 가쪽으로 다른 하나는 가쪽에서→ 안쪽으로

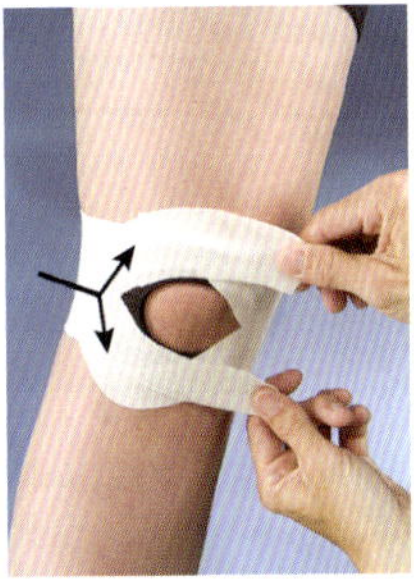

무릎힘줄 띠

상용 띠

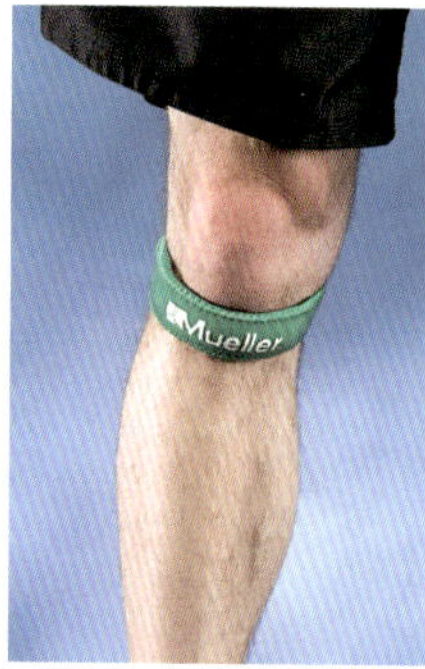

1단계: 띠의 크기를 적절하게 하기 위해 무릎의 둘레를 측정

2단계: 무릎뼈 아래끝의 1손가락 너비 먼 쪽에 띠를 위치

3단계: 혈액순환에 장애를 초래하지 않는 한 강하게 띠를 조음

테이핑 방법

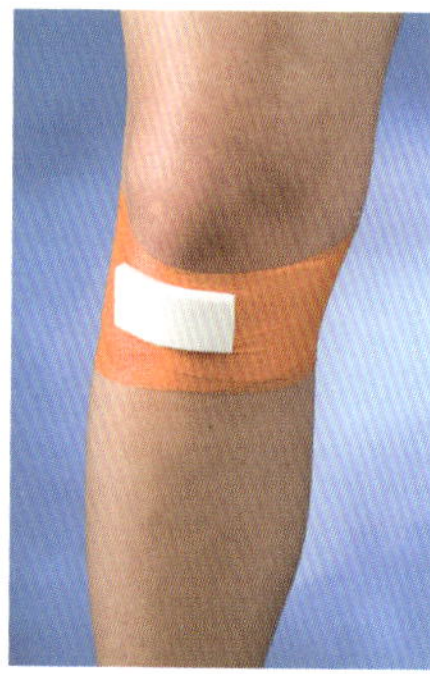

1단계: 1/4인치 두께의 펠트 패드를 1–2 인치 직사각형 크기로 자름

2단계: 무릎힘줄에 패드를 대고 언더랩으로 고정

3단계: 혈액순환에 장애를 초래하지 않는 한 강하게 1인치 탄성 테이프를 언더랩 위에 붙임

McConnell 테이핑

1단계: 2개의 접착성 Cover-Roll 테이프를 무릎뼈 앞면을 가로질러 수평으로 부착

2a단계: 무릎뼈를 안쪽으로 활주시키기 위해서 Leukotape을 무릎뼈의 가쪽 가장자리에 부착하고 무릎의 안쪽으로 당김

2b단계: 무릎뼈를 안쪽으로 회전시키기 위해서 Leukotape을 무릎뼈의 아래끝에 부착하고 안쪽 및 위쪽으로 당김

2c단계: 무릎뼈를 가쪽으로 회전시키기 위해서 Leukotape을 무릎뼈의 아래끝에 부착하고 가쪽 및 위쪽으로 당김

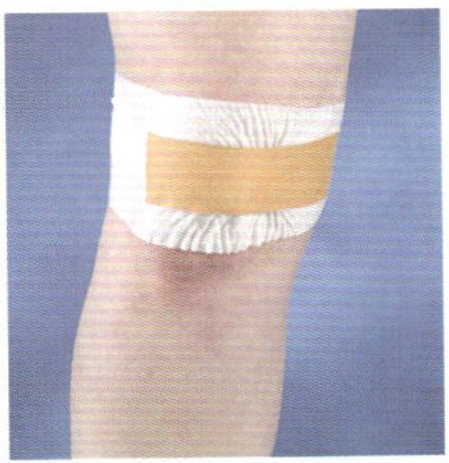

안쪽 활주
(Glide medial)

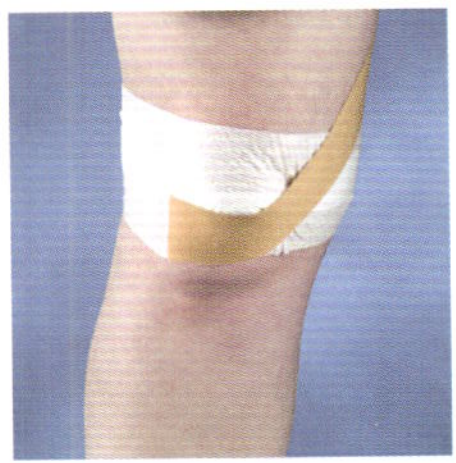

안쪽 돌림
(Rotate medial)

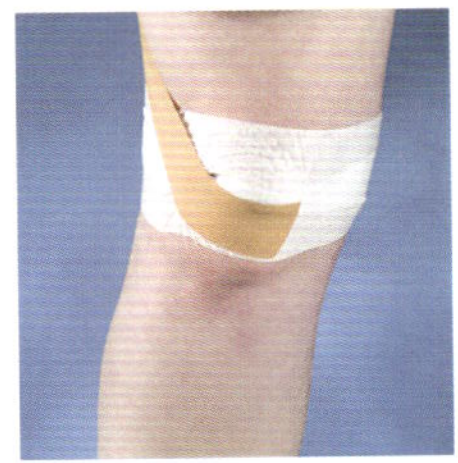

가쪽 돌림
(Rotate lateral)

무릎 과다폄 붕대 감기

1단계: 허벅지 중간 및 정강뼈의 중간 부위에 고정대를 하나씩 부착; 오금에 heel & lace 패드를 부착

2단계: 하지의 뒷면을 따라 수직으로 2~3개의 붕대를 감음; 고정대를 넘어서서 스스로 접히도록 해야 함

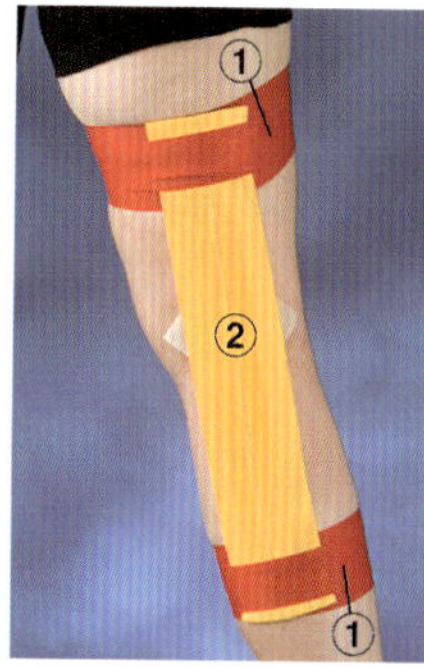

3단계: 안쪽 허벅지에서 오금을 지나 가쪽 정강뼈까지 나선형으로 붕대 감기; 가쪽 허벅지에서 오금을 지나 안쪽 정강뼈까지 반복

4단계: 고정 및 마무리

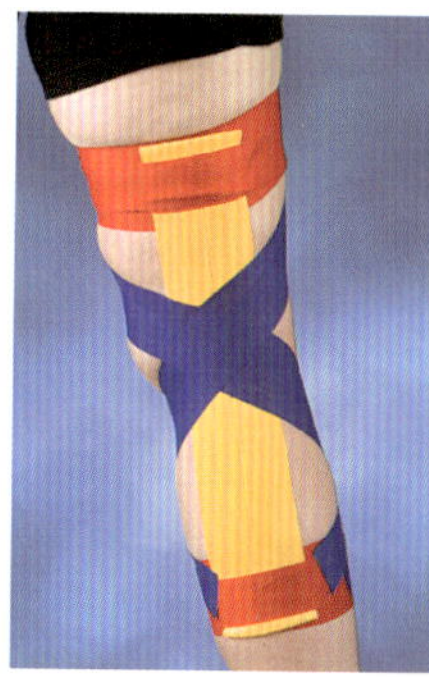

측면 지지를 위한 무릎 붕대 감기

1단계: 허벅지 중간 및 정강뼈의 중간 부위에 고정대를 하나씩 부착; 오금에 heel & lace 패드를 부착

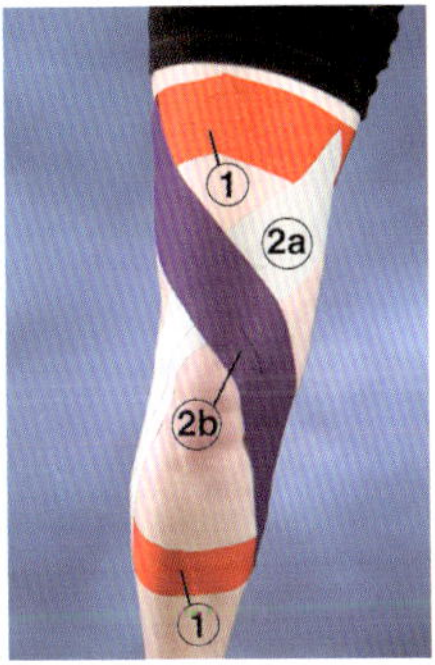

2단계: 가쪽 정강뼈 고정대에서 안쪽 허벅지 고정대까지 대각선으로 띠를 부착 (무릎뼈의 가쪽 및 위쪽 가장자리를 연접); 안쪽 정강뼈 고정대에서 가쪽 허벅지 고정대까지 대각선으로 또다른 띠를 부착 (무릎뼈의 안쪽 및 위쪽 가장자리를 연접); 띠 너비의 가쪽 절반을 겹치면서 반복

3단계: 가쪽 정강뼈 고정대에서 안쪽 허벅지 고정대까지 대각선으로 띠를 부착 (무릎뼈의 안쪽 및 아래쪽 가장자리를 연접); 안쪽 정강뼈 고정대에서 가쪽 허벅지 고정대까지 대각선으로 또다른 띠를 부착 (무릎뼈의 가쪽 및 위쪽 가장자리를 연접); 띠 너비의 가쪽 절반을 겹치면서 반복

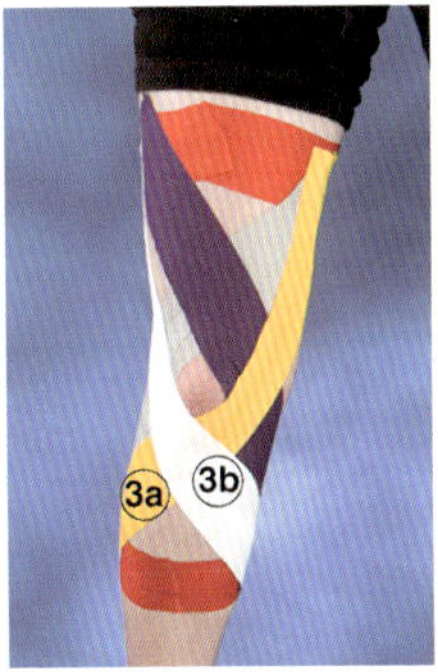

4단계: 안쪽곁인대 및 가쪽곁인대를 따라 수직 띠를 부착

5단계: 고정 및 마무리

발목 붕대 감기

1단계: 앞목말종아리인대, 발꿈치종아리인대 및 세모인대 염좌에서는 발목을 중립으로 위치하고 인대결합 염좌에서는 10° 발바닥굽힘으로 위치; heel & lace 패드를 부착

2단계: 정강뼈 아래 1/3에 2-3 고정대를 부착; 앞목말종아리인대 및 발꿈치종아리인대 염좌에서는 안쪽에서 가쪽으로, 세모인대 염좌에서는 가쪽에서 안쪽으로, 인대결합 염좌에서는 양측으로 당기도록 끈을 부착

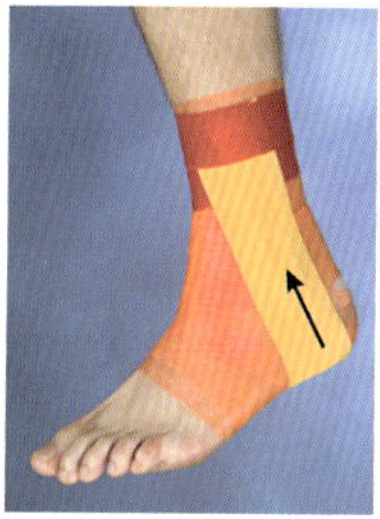

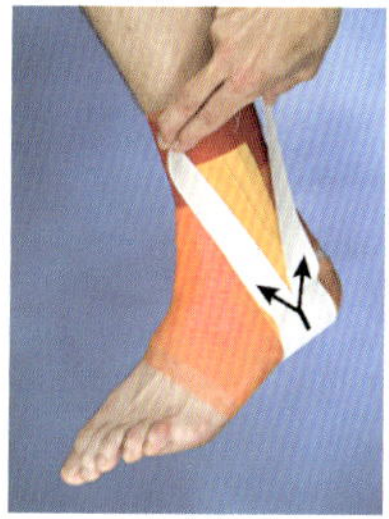

선택적 방법: 2-3인치 탄성 테이프 또는 몰스킨을 사용해서 "Y"자 형태의 끈을 부착하여 추가적 지지

3단계: 2-3개의 안쪽 및 가쪽 발뒤꿈치 고정띠를 부착

4단계: 1-2개의 8자형 띠로 마무리

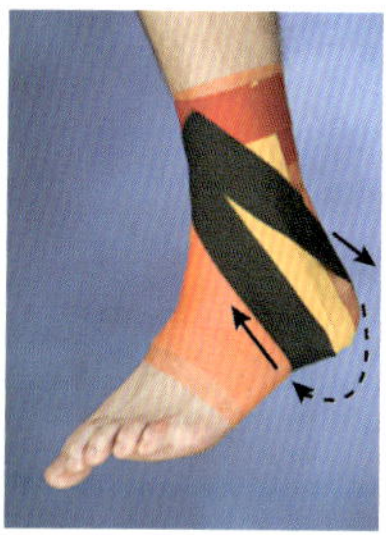

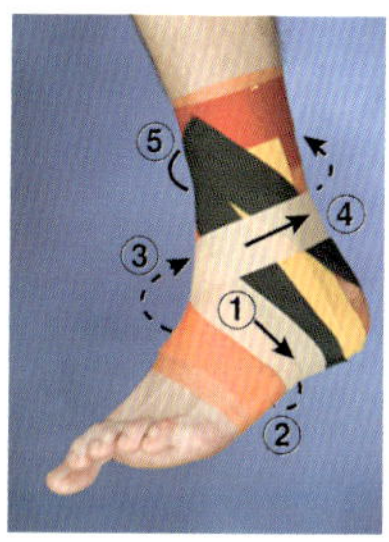

발목 압박 붕대 감기

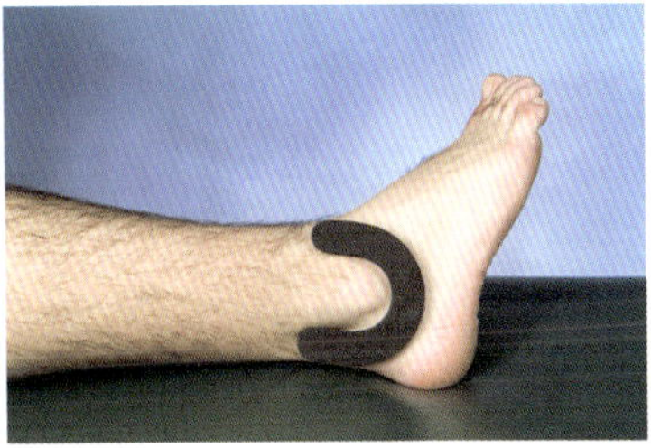

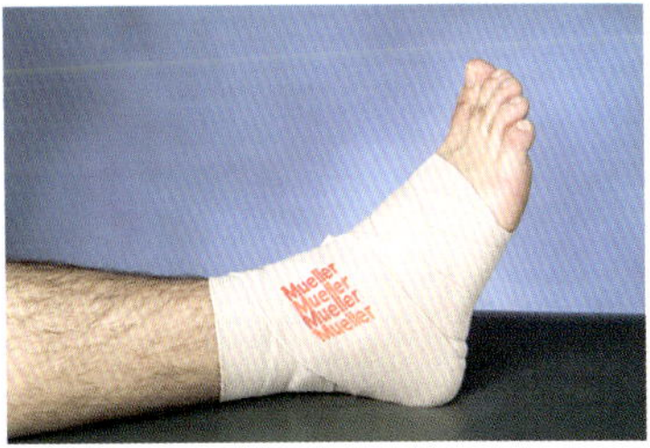

1단계: 발목을 중립에 위치

2단계: 선택적 방법: 말발굽 모양의 펠트를 가쪽복사뼈 표면을 따라 제작하여 부종 부위를 압박

3단계: 먼쪽에서 몸쪽으로 나선형으로 겹쳐(붕대 너비의 1/2) 감기 시작

4단계: 선택적 방법: 발목을 지지하기 위해 발목 붕대 감기에서 기술한 발뒤꿈치 고정띠를 제작

5단계: 테이프, 클립 또는 벨크로®로 몸쪽에서 붕대 고정

종아리근힘줄 지지

1단계: 정강뼈 아래 1/3을 따라 고정대를 부착

2단계: "L-모양"으로 자른 펠트 패드를 가쪽 복사뼈의 뒤아래쪽으로 감기

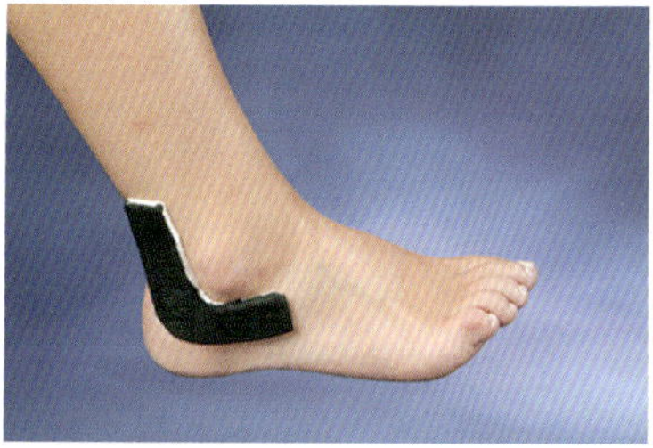

3단계: "L" 패드를 가쪽 발뒤꿈치 고정띠로 고정하고 마무리

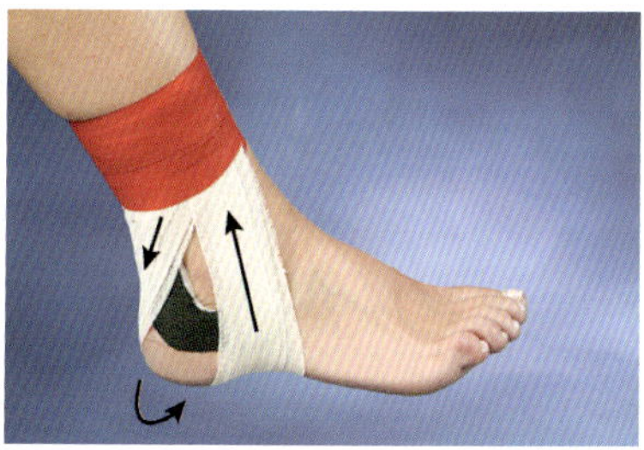

아킬레스힘줄 붕대 감기

1단계: 선수가 엎드린 자세에서 발목을 발바닥쪽굽힘시키고 heel & lace 패드를 아킬레스힘줄에 부착

2단계: 정강뼈 중간 부위 및 발허리활에 고정대를 부착

3단계: 3인치 탄성 테이프를 사용해서 먼쪽 고정대에서 몸쪽 고정대까지 수직띠를 부착; 테이프의 몸쪽을 이분하고 정강뼈를 나선형으로 감쌈; 1-2회 반복

4단계: 뒷발을 발바닥쪽굽힘 상태로 안정화하기 위해 1-2개의 발뒤꿈치 고정띠를 부착

5단계: 재고정 및 마무리

선택 사항: 신발에 2cm 깔창을 포함하여 아킬레스힘줄에 부하 경감

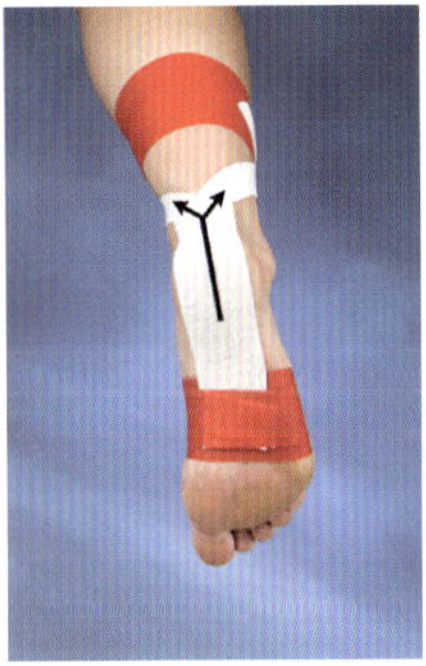

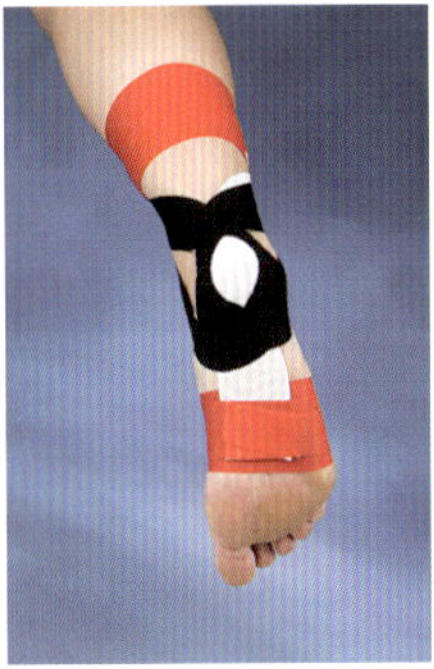

발바닥쪽굽힘 제한

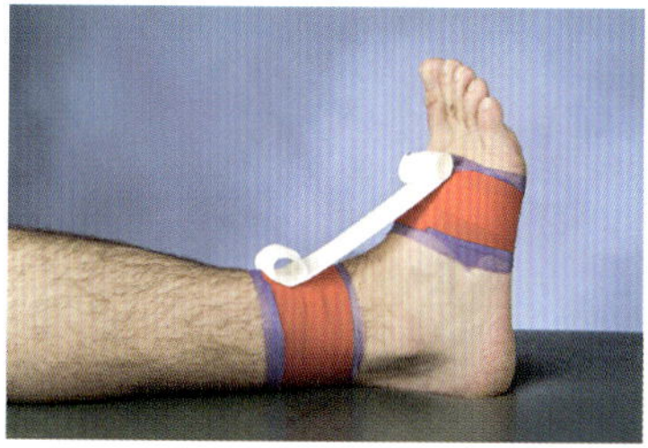

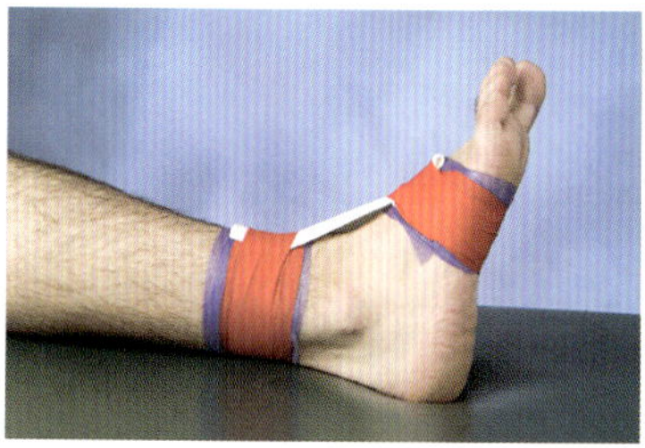

1단계: 발목을 발등굽힘 상태로 위치; heel & lace 패드를 부착; 발허리활 및 정강뼈 아래 1/3 부위에 고정대를 부착

2단계: 3인치 탄성 띠를 고정대 사이의 거리보다 수인치 길게 자름

3단계: 고정대를 지나서 스스로 접히도록 함; 고정

종자뼈 "J" 패드

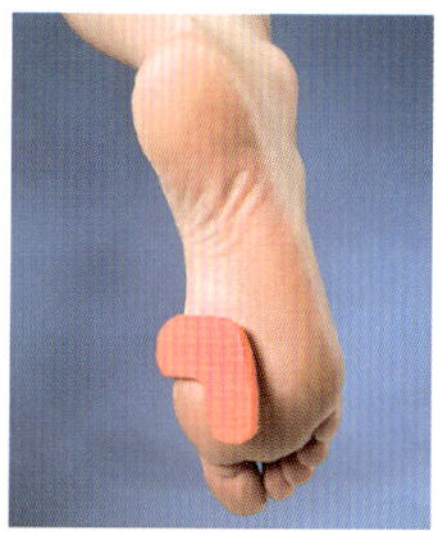

1단계: 펠트 또는 폼으로 "J-모양"의 패드를 잘라 만들어 발에 부착

2단계: 프리랩으로 감고 탄성 테이프로 패드를 고정

세로활 붕대 감기

1단계: 발허리뼈머리 주위로 고정대를 부착

2단계: 고정대에서 발뒤꿈치를 돌아 다시 고정대로 여러 루프를 부착; 각 루프는 테이프 너비의 1/2을 겹치게 감으며 안쪽 세로활을 지지

3단계: 고정대에 덧대면서 마무리 (테이프 또는 탄력 붕대)

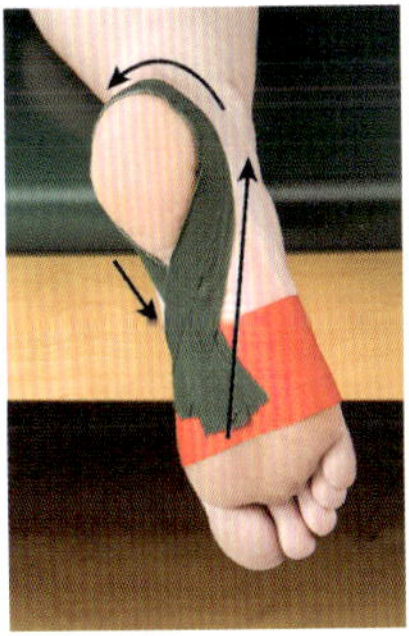

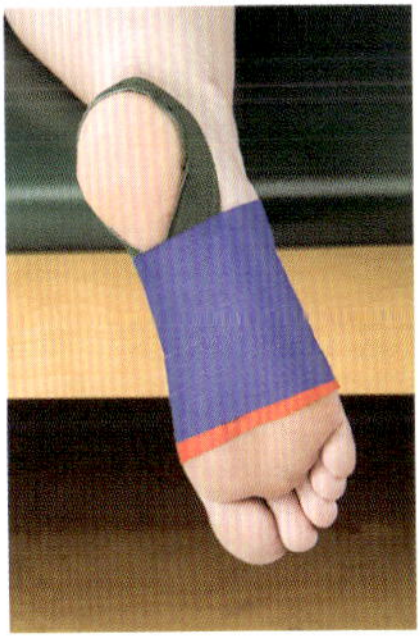

엄지발가락 과다폄 테이핑

1단계: 몰스킨(moleskin)을 너비 2인치, 발의 2/3 길이로 끝부분이 "T-모양"으로 자름

2단계: 엄지발가락을 굽히고 몰스킨의 "T-모양"을 엄지에 감고 고정

3단계: 몰스킨을 발바닥에 부착

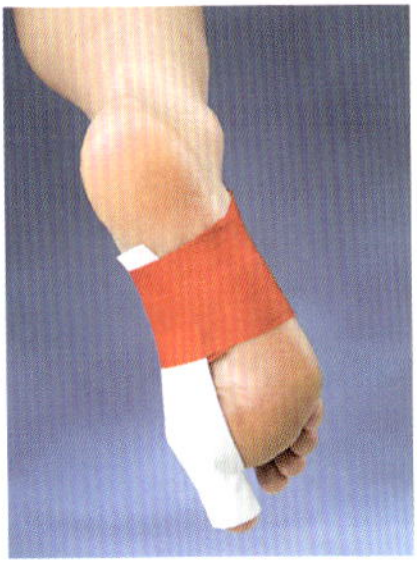

발가락 맥수대(Spica)

1단계: 발허리뼈머리에 고정대를 부착

2단계:

- 발가락 굽힘을 유지하기 위해서 (좌측 그림) – 발바닥의 고정대에서 시작해서 엄지발가락을 지나 다시 발바닥의 고정대로 돌아옴
- 발가락 폄을 유지하기 위해서 (우측 그림) – 발등의 고정대에서 시작해서 엄지발가락을 지나 다시 발등의 고정대로 돌아옴
- 발가락 벌림을 유지하기 위해서 (그림 없음) – 발바닥의 고정대에서 시작해서 안쪽으로 엄지발가락을 지나고, 발등을 감고, 1/2번째 발가락 사이로 해서 다시 발등의 고정대로 돌아옴

3단계: 필요한 만큼 반복해서 감고 재고정

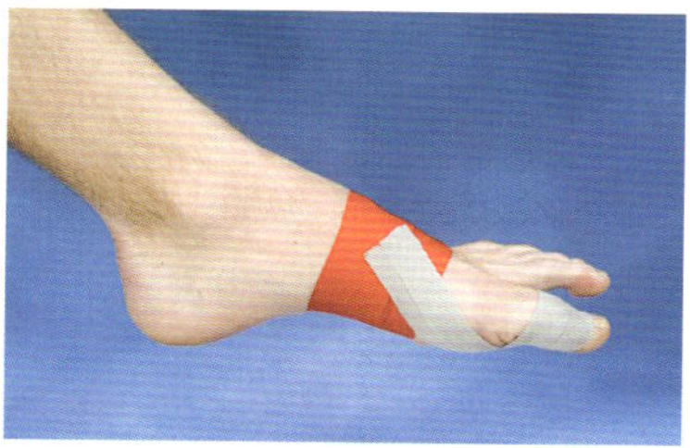

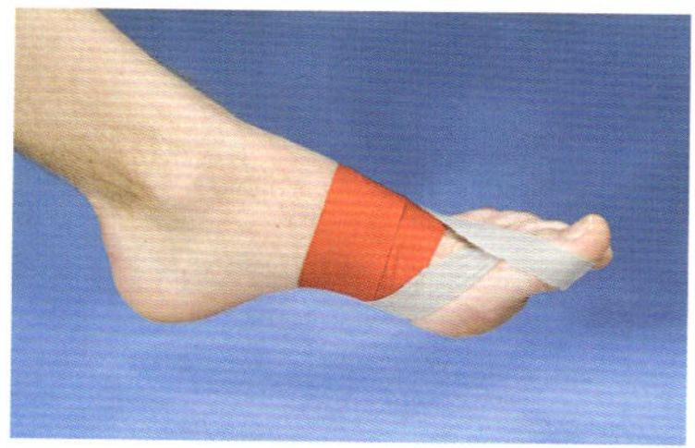

엄지발가락가쪽휨증 붕대 감기

1단계: 가운데발 및 엄지에 각각 1개의 고정대를 부착

2단계: 안쪽 엄지에서 가쪽 가운데발 고정대까지 세로로 붕대를 수차례 댐; (고정대의 안쪽 및 발뒤꿈치를 지나서 가쪽 고정대까지 감아야 함); 3단계를 위해 고정대를 넘어서도록 함

3단계: 고정대를 지나서 스스로 접히도록 함; 고정

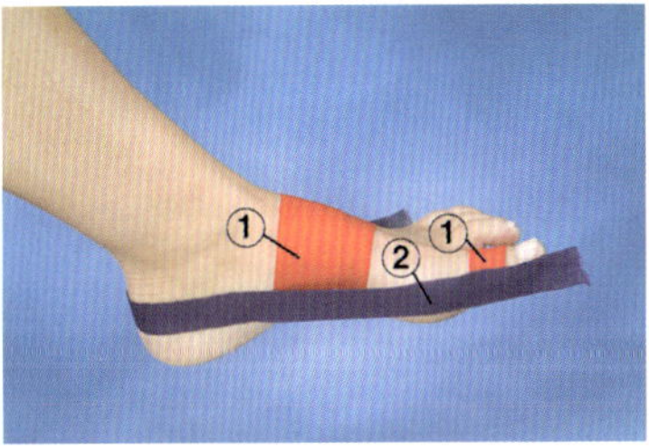

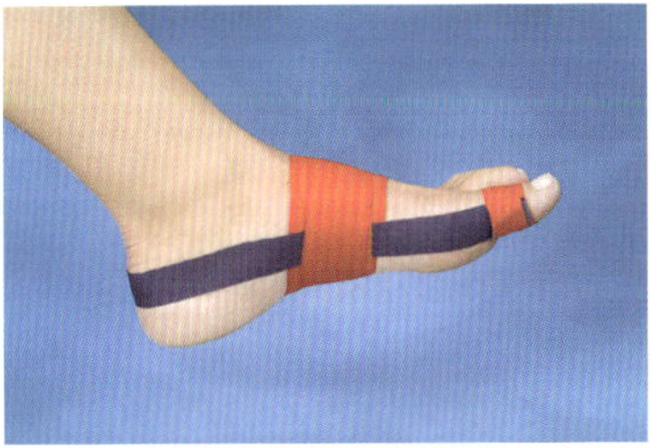

엄지발가락가쪽휨증 부목 대기

1단계: 엄지발가락을 벌림

2단계: 고무 발가락 쐐기를 1/2번째 발가락 사이에 1번째 발가락에 나란히 삽입

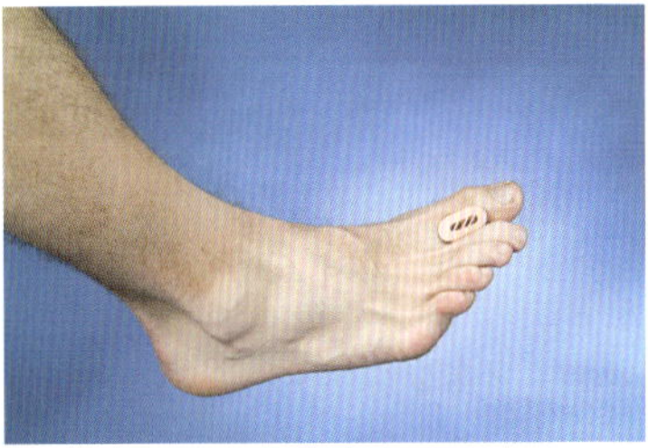

발허리활 패드

1단계: 펠트, 폼 또는 고무를 "눈물 방울" 형태의 패드로 잘라서 선수의 발에 댐

2단계: 프리랩으로 감싸고 탄성 테이프로 패드를 고정

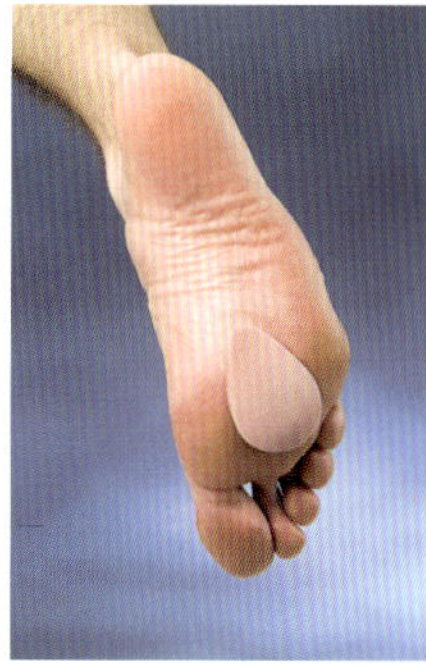

안쪽 세로활 패드

1단계: 펠트, 폼 또는 고무를 "D" 형태의 패드로 잘라서 선수의 발에 댐

2단계: 프리랩으로 감싸고 탄성 테이프로 패드를 고정

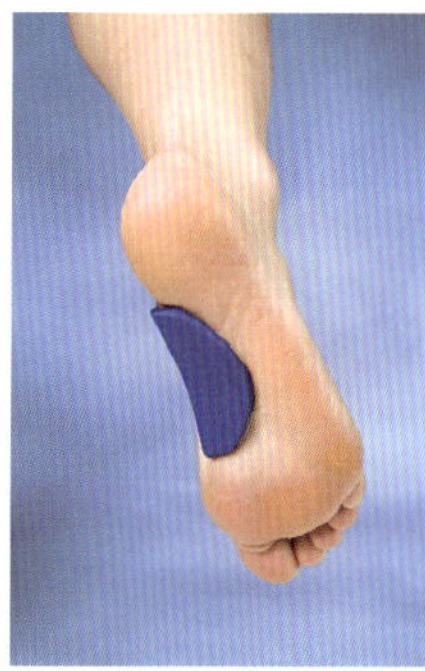

도넛 패드

1단계: 수포, 건막 또는 점액낭의 크기를 재고 이보다 직경이 1 cm 크게 접착폼을 자름

2단계: 폼의 중심을 수포, 건막 또는 점액낭의 크기보다 약간 크게 잘라냄

3단계: 추가적으로 두껍게 하려면 폼을 한 층 더 붙이고 Telfa®로 수포를 넓은 뒤 탄성 테이프로 고정

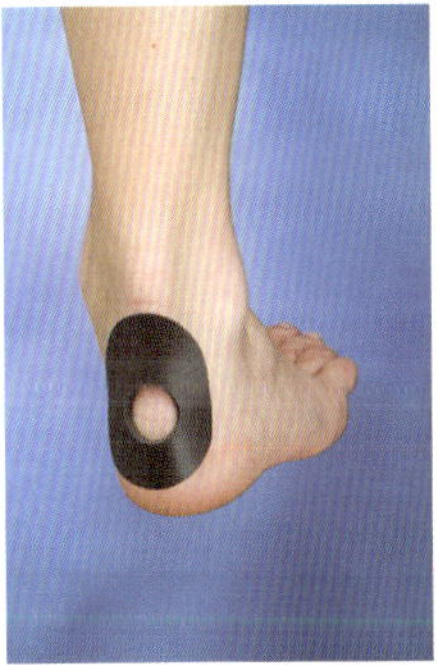

참고문헌

- AAFA, 1-800-7-ASTHMA
- Akseki D, Ozcan O, Boya H & Pinar H. A new weight-bearing meniscal test and a comparison with McMurray's test and joint line tenderness. *Arthroscopy*, 20(9):951–958, 2004.
- Albeck M. A critical assessment of clinical diagnosis of disc herniation in patients with monoradicular sciatica. *Acta Neurochiropractic*, 138:40–44, 1996.
- Albert H, Godskesen M & Westergaard J. Evaluation of clinical tests used in classification procedures in pregnancy-related pelvic joint pain. *European Spine Journal*, 9(2):161–166, 2000.
- Almquist J. Spine injury management, retreived from http://www.healthsouth.com/medinfo/home/app/frame?2=article.jsp,0,sh_football_spineinjury
- American Academy of Neurology. Practice parameter: The management of concussion in sports. Report of the Quality Standards Subcommittee. *Neurology*, 48:581–585, 1997.
- American College of Sports Medicine. Position stand: Exercise and fluid replacement. *Medicine and Science in Sports and Exercise*, 28:i, 1996.
- American Heart Association. Guidelines for Cardiopulmonary Resuscitation and Emergency Cardiovascular Care, 2005.
- American Heart Association. Summary of BLS ABCD maneuvers for infants, children, and adults. *Currents*, Winter 2005–2006:15.
- American Lyme Disease Foundation. *http//www/aldf.com*
- Anand SS, Wells PS & Hunt D et al. Does this patient have deep vein thrombosis? *JAMA*, 279(14):1094–1099, 1998.
- Anderson MK, Fundamentals of Sports Injury Management (2nd ed.). Williams & Wilkins, 1997.
- Anderson MK, Hall SJ & Martin M. Sports Injury Management (2nd ed). Philadelphia: Lippincott Williams & Wilkins, 2002.

- Arnheim DD. Modern Principles of Athletic Training, 7th ed. St. Louis: Mosby, 1989.
- Austin K, Gwynn-Brett K & Marchall S. Illustrated Guide to Taping Techniques, Baltimore: Mosby-Wolfe, 1994.
- Baker CL Jr, Norwood LA & Hughston JC. Acute combined posterior cruciate and posterolateral instability of the knee. *American Journal of Sports Medicine,* 12(3):204–208, 1984.
- Barankin B & Freiman A. Derm Notes. Philadelphia: FA Davis, 2006.
- Barr WB & McCrea M. Sensitivity and specificity of standardized neurocognitive testing immediately following sports concussion. *Journal of the International Neuropsychological Society,* 7:693–702, 2001.
- Beam JW. Orthopedic Taping, Wrapping, Bracing & Padding. Philadelphia: FA Davis, 2006.
- Benner W. Specificity of the speed's test: Arthroscopic technique for evaluating the biceps tendon at the level of the bicipital groove. *Arthroplasty,* 14(8):789–796, 1998.
- Binkley HM, Beckett J, Casa DJ, Kleiner DM & Plummer PE. National Athletic Trainers' Association position statement: exertional heat illnesses. *Journal of Athletic Training,* 37(3):329–343, 2002.
- Blower PW & Griffin AJ. Clinical sacroiliac tests in ankylosing spondylitis and other causes of low back pain. *Annals of Rheumatic Disorders,* 43:192–195, 1984.
- Boeree NR & Ackroyd CE. Assessment of the meniscus and cruciate ligaments: an audit of clinical practice. *Injury,* 22(4):291–294, 1991.
- Boissannault WG. Primary Care for the Physical Therapist. Philadelphia: Elsevier Saunders, 2005.
- Boissannault WG & Bass C. Pathological origins of trunk and neck pain: Part I–Pelvic and abdominal visceral disorders. *Journal of Orthopaedic and Sports Physical Therapy,* 12(5):192–207, 1990.

- Boissannault WG & Bass C. Pathological origins of trunk and neck pain: Part II–Disorders of the cardiovascular and pulmonary systems. *Journal of Orthopaedic and Sports Physical Therapy,* 12(5):208–215, 1990.
- Boissannault WG & Bass C. Pathological origins of trunk and neck pain: Part III–Diseases of the musculoskeletal system. *Journal of Orthopaedic and Sports Physical Therapy,* 12(5):216–221, 1990.
- Broadhurst NA & Bond MJ. Pain provocation tests for the assessment of sacroiliac joint dysfunction. *Journal of Spinal Disorders,* 11(4):341–345, 1998.
- Broomhead A & Stuart P. Validation of the Ottawa ankle rules in Australia. *Emergency Medicine,* 15(2):126–132, 2003.
- Bruske J, Bednarski M, Grzelec H & Zyluk A. The usefulness of the Phalen test and the Hoffman-Tinel sign in the diagnosis of carpal tunnel syndrome. *Acta Orthopaedica Belgica,* 68(2):141–145, 2002.
- Burkhart S, Morgan CB & Kibler B. Shoulder injuries in overhead athletes: The dead arm revisited. *Clinics in Sports Medicine,* 19(1):125–158, 2000.
- Calis M, Akgen K, Birtane M, Calis H & Tuzun F. Diagnostic values of clinical diagnostic tests in subacromial impingement syndrome. *Annals of the Rheumatic Diseases,* 59:44–47, 2000.
- Cantu RC. Posttraumic retrograde and anterograde amnesia: Pathophysiology and implications in grading and safe return to play. *Journal of Athletic Training,* 36:244–248, 2001.
- Cibulka MT & Koldehoff R. Clinical usefulness of a cluster of sacroiliac joint tests in patients with and without low back pain. *Journal of Orthopaedic and Sports Physical Therapy,* 29(2):83–92, 1999.
- Clark KD & Tanner S. Evaluation of the Ottawa ankle rules in children. *Pediatric Emergency Care,* 19(2):73–78, 2003.
- Colachis S & Strohm M. A study of tractive forces and angle of pull on vertebral interspaces in cervical spine. *Archives of Physical Medicine,* 46:820–830, 1965.

- Committee on Sports Medicine: *Pediatrics,* 81:738, 1988.
- Cook CE. Orthopedic Manual Therapy. Upper Saddle River, NJ: Prentice Hall, 2007.
- Dissmann PD & Han KH. The tuning fork test—a useful tool for improving specificity in "Ottawa positive" patients after ankle inversion injury. *Emergency Medicine Journal,* 23(10):788–790, 2006.
- Donaldson WF III, Warren RF & Wickiewicz T. A comparison of acute anterior cruciate ligament examinations. Initial versus examination under anesthesia. *American Journal of Sports Medicine,* 13:5–10, 1985.
- Draper DO. Guidelines to enhance therapeutic ultrasound treatment outcomes. *Athletic Therapy Today,* Nov:7–11, 1998.
- Draper DO & Ricard MD. Rate of temperature decay in human muscle following 3 MHz ultrasound. The stretching window revealed. *Journal of Athletic Training,* 30:304–307, 1995.
- Dreyfuss P, Michaelsen M, Pauza K, McLarry J & Bogduk N. The value of medical history and physical examination in diagnosing sacroiliac joint pain. *Spine,* 21(22):2594–2602, 1996.
- Dworkin SF, Huggins KH, LeResche L, Von Korff M, Howard J, Truelove E & Sommers E. Epidemiology of signs and symptoms in temporomandibular disorders: Clinical signs in cases and controls. *Journal of the American Dental Association,* 120(3):273–281, 1990.
- Evans PJ. Prospective evaluation of the McMurray test. *American Journal of Sports Medicine,* 22:567–568, 1994.
- Evans PJ, Bell GD & Frank C. Prospective evaluation of the McMurray test. *American Journal of Sports Medicine,* 21(4):604–608, 1993.
- Faught BE. Efficacy of clinical tests in the diagnosis of carpal tunnel. Doctoral dissertation, 2001.
- Fowler PJ & Lubliner JA. The predictive value of five clinical signs in the evaluation of meniscal pathology. *Arthroscopy,* 5:184–186, 1989.

- Garvin GJ, Munk PL & Vellet AD. Tears of the medial collateral ligament: Magnetic resonance imaging finding and associated injuries. *Canadian Association of Radiology Journal,* 44:199–204, 1993.
- Gerber C, Krushell RJ. Isolated rupture of the tendon of the subscapularis muscle. *Journal of Bone and Joint Surgery,* 73-B:389–394, 1991.
- Gillard J, Perez-Cousin M, Hachulla E, Remy J, Hurtevent J-F, Vinckier L, Thevenon A & Duquesnoy B. Diagnosing thoracic outlet syndrome: Contribution of provocative tests, ultrasonography, electrophysiology, and helical computer tomography in 48 patients. *Joint Bone Spine,* 68:416–424, 2001.
- Goloborod'ko SA. Provocative test for carpal tunnel syndrome. *Journal of Hand Therapy,* 17:344–348, 2004.
- Goodman C, Snyder T. Differential Diagnosis in Physical Therapy 3rd ed. Philadelphia: WB Saunders Co, 2000.
- Grifka J, Richter J & Gumtau M. Clinical and sonographic meniscus diagnosis. *Orthopedics,* 23:102–111, 1994.
- Guanche CA & Jones DC. Clinical testing for tears of the glenoid labrum. *Arthroscopy,* 19(5):517–523, 2003.
- Gulick DT. Ortho Notes. Philadelphia: FA Davis, 2005.
- Gulick DT. Screening Notes. Philadelphia: FA Davis, 2006.
- Guskiewicz KM, Bruce SL, Cantu RC, Ferrara MS, Kelly JP, McCrea M, Putukian M & Valovich McLeod TC. NATA Position Statement: Management of Sport-Related Concussion. *Journal of Athletic Training,* 39(3):280–297, 2004.
- Guzman J, Burgos-Vargas R, Duarte-Salazar C & Gomez-Mora P. Reliability of the articular examination in children with juvenile rheumatoid arthritis. *Journal of Rheumatology,* 22(12):2331–2236, 1995.
- Hansen PA, Micklesen P & Robinson LR. Clinical utility of the flick maneuver in diagnosing carpal tunnel syndrome. *American Journal of Physical Medicine and Rehabilitation,* 83:363–367, 2004.

- Harilainen A. Evaluation of knee instability in acute ligamentous injuries. *Annal of Chiropractic Gynaecology,* 76:269–273, 1987.
- Heck J & Rosa R. Evaluating mild head injuries. *Sports Medicine Update,* 15(2):46–52, 2001.
- Heller L, Ring H, Costeff H & Solzi P. Evaluation of Tinel's and Phalen's signs in diagnosis of the carpal tunnel syndrome. *European Neurology,* 25(1):40–42, 1986.
- Hertel R, Ballmer FT, Lambert SM & Gerber CH. Lag signs in the diagnosis of rotator cuff rupture. *Journal of Shoulder and Elbow Surgery,* 5(4):307–313, 1996.
- Holtby MB, et al. Accuracy of the Speed's and Yergason tests in detecting biceps pathology and slap lesions: comparison with arthroscopic findings. Arthroscopy, 20(3):231–236, 2004.
- Holtby MB & Razmjou H. Validity of the supraspinatus test as a single clinical test in diagnosing patients with rotator cuff pathology. *Journal of Orthopaedics and Sports Physical Therapy,* 34:194–200, 2004.
- Inter-Association Task Force for appropriate care of the spine. Consensus Statement. http://www.acsm.org/AM/Template.cfm?Section=Search&section=Original_Articles&template=/CM/ContentDisplay.cfm&ContentFileID=329
- Itoi E, Kido T, Sano A, Urayama M & Sata K. Which is more useful, the "full can test" or the "empty can test" in detecting the torn supraspinatus tendon? *American Journal of Sports Medicine,* 27:65–68, 1999.
- Jackson AS & Pollock ML. Generalized equations for predicting body density of men. *British Journal of Nutrition,* Jan; 91(1): 161–168, 2004.
- Jackson JL, O'Malley PG & Kroenke K. Evaluation of acute knee pain in primary care. *Annals of Internal Medicine. 2003,* 139:575–588, 2003.
- Joint Task Force on Practice Parameters, American Academy of Allergy, Asthma, & Immunology, American College of Allergy, Asthma, & Immunology, & the Joint Council of Allergy, Asthma, & Immunology. The diagnosis & management of anaphylaxis.

Journal of Allergy and Clinical Immunology, 101(6):S465–S528, 1998.

- Jonsson T, Althoff B, Peterson L & Renstrom P. Clinical diagnosis of ruptures of the anterior cruciate ligament: A comparative study of the Lachman test and the anterior drawer sign. *American Journal of Sports Medicine,* 10:100–102, 1982.
- Karachalios T, Hantes M, Zibis AH, Zachos V, Karantanas AH & Malizos KN. Diagnostic accuracy of a new clinical test for early detection of meniscal tears. *Journal of Bone and Joint Surgery,* 87(5):955–962, 2005.
- Katz JW & Fingeroth RJ. The diagnostic accuracy of ruptures of the anterior cruciate ligament comparing the Lachman test, the anterior drawer sign, and the pivot shift test in acute and chronic knee injuries. *American Journal of Sports Medicine,* 14(1):88–91, 1986.
- Kelly JP. Loss of consciousness: Pathophysiology and implications in grading and safe return to play. *Journal of the National Athletic Trainers' Association,* 36(3):249–252, 2001
- Kennedy R. Mosby's Sports Therapy Taping Guide, Mosby, St. Louis, 1995.
- Ketelslegers E, Collard X, Vande Berg B, Danse E, El-Gariani A, Poilvache P & Maldague B. Validation of the Ottawa knee rules in an emergency teaching center. *European Radiology,* 12(5):1218–1220, 2002.
- Khine H, Dorfman DH & Avner JR. Applicability of Ottawa knee rules for knee injuries in children. *Pediatric Emergency Care,* 17(6):401–404, 2001.
- Kim S-H, Ha K-I, Ahn J-H, Kim S-H & Choi H-J. Biceps load test II: A clinical test for SLAP lesions of the shoulder. *Arthroscopy,* 17(2):160–164, 2001.
- Kim S-H, Park J-S, Jeong W-Km & Shin S-K. The Kim test. *American Journal of Sports Medicine,* 33(8):1188–1192, 2005.
- King NS, Crawford S, Wenden FJ, Moss NEG & Wade DT. The Rivermead post concussion symptoms questionnaire: A measure of symptoms commonly experienced after head injury and its reliability. *Journal of Neurology,* 242(9):587–592, 1995.

- Knuttson B. Comparative value of electromyographic, and clinical-neurological examinations in diagnosis of lumbar root compression syndrome. *Acta Orthopaedica Scandinavia,* Suppl 49:19–49, 1961.
- Kosteljanetz M, Espersen O, Halaburt H & Miletic T. Predictive values of clinical and surgical findings in patients with lumbago-sciatica: A prospective study. *Acta Neurochirurgica,* 73:67–76, 1984.
- Kuhlman KA & Hennessey WJ. Sensitivity and specificity of carpal tunnel syndrome signs. *American Journal of Physical Medicine and Rehabilitation,* 76(6):451–457, 1997.
- Kurosaka M, Yagi M, Yoshiya S, Muratsu H & Mizuno K. Efficiency of the axially loaded pivot shift test for the diagnosis of a meniscal tear. *International Orthopedics,* 23:271–274, 1999.
- Laslett M, Aprill CN, McDonald B & Young SB. Diagnosis of sacroiliac joint pain: Validity of individual provocation tests and composites of tests. *Manual Therapy,* 10:207–218, 2005.
- Laslett M, Young SB, Aprill CN & McDonald B. Diagnosing painful sacroiliac joints: A validity study of a McKenzie evaluation and sacroiliac provocation tests. *Australian Journal of Physiotherapy,* 49:89–97, 2003.
- Lee JK, Yao L, Phelps CT, Wirth CR, Czajka J & Lozman J. Anterior cruciate ligament tears: MR imaging compared with arthroscopy and clinical tests. *Radiology,* 166:861–864, 1988.
- Leroux et al. Diagnostic value of clinical tests for shoulder impingement syndrome. *Revue du Rhumatisme,* 62(6):423–428, 1995.
- Lester B, Halbrecht J, Levy IM & Gaudinez R. "Press test" for office diagnosis of triangular fibrocartilage complex tears of the wrist. *Annals of Plastic Surgery,* 35(1):41–45, 1995.
- Levangie PK. Four clinical tests of sacroiliac joint dysfunction: The association of test results with innominate torsion among patients with and without low back pain. *Physical Therapy,* 79(11):1043–1057, 1999.
- Lillegard WA, Burcher JD & Rucker KS. Handbook of Sports Medicine, 2nd ed. Butterworth & Heinemann, Boston, 1999.

- Liu SH, Osti L, Henry M & Bocchi L. The diagnosis of acute complete tears of the anterior cruciate ligament. Comparison of MRI, arthrometry and clinical examination. *Journal of Bone and Joint Surgery,* 77(4):586–588, 1995.
- Liu SH, Henry MH, Nuccion SL. A prospective evaluation of a new physical examination in predicting glenoid labral tears. American Journal of Sports Medicine. 1996;24(6):721–725.
- Lo IKY, Nonweiler B, Woolfrey M, Litchfield R & Kirkley A. An evaluation of the apprehension, relocation, and surprise tests for anterior shoulder instability. *American Journal of Sports Medicine,* 32(3):655–661, 2004.
- Lucchesi GM, Jackson RE, Peacock WF, Cerasani C & Swor RA. Sensitivity of the Ottawa rules. *Annals of Emergency Medicine,* 26(1);1–5, 1995.
- MacDermid JC & Wessel J. Clinical diagnosis of carpal tunnel syndrome: A systemic review. *Journal of Hand Therapy,* 17(2):309–319, 2004.
- MacDonald PB, Clark P & Sutherland K. An analysis of the diagnostic accuracy of the Hawkins and Neer subacromial impingement tests. *Journal of Shoulder and Elbow Surgery,* 9(4):299–301, 2000.
- Macintyre J, Johson C & Schroeder EL. Groin pain in athletes. *Current Sports Medicine Reports,* 5:293–299, 2006.
- Malanga GA, Andrus S, Nadler SF & McLean J. Physical examination of the knee: A review of the original test description and scientific validity of common orthopedic tests. *Archives of Physical Medicine and Rehabilitation,* 84:592–603, 2003.
- McCrea M. Standardized mental status testing on the sideline after sport-related concussion. *Journal of the National Athletic Trainers' Association,* 36(3):274–279, 2001.
- McFarland EG, Kim TK & Savino RM. Clinical assessment of three common tests for superior labral anterior-posterior lesions. *American Journal of Sports Medicine,* 30(6):810–815, 2002.
- Miller MG, Weiler JM, Baker R, Collins J, & D'Alonzo G. NATA Position Statement: Management of Asthma in Athletes, *Journal of Athletic Training,* 40(3):224–245, 2005.

- Mimori K, Muneta T, Nakagawa T & Shinomiya K. A new pain provocation test for superior labral tears of the shoulder. *American Journal of Sports Medicine,* 27:137–142, 1999.
- Nakagawa S, Yoneda M, Hayashida K, Obata M, Fukushima S & Miyazaki Y. Forced shoulder abduction and elbow flexion test: A new simple clinical test to detect superior labral injury in the throwing shoulder. *Arthroscopy,* 21(11):1290–1295, 2005.
- Narvani A, Tsiridis E, Kendall S, Chaudhuri R & Thomas P. A preliminary report on prevalence of acetabular labrum tears in sport patients with groin pain. *Knee Surgery, Traumatology, and Arthroscopy,* 11:403–408, 2003.
- New Jersey Department of Education Athletic Pre-Participation Physical Examination (2005)
- Nikolovoka S, Arsovski A, Damevska K, Gocev G & Pavlova L. Evaluation of two different intermittent pneumatic compression cycle settings in the healing of venous ulcers: A randomized trial. *Medical Science Monitor,* 11(7):CR337–343, 2005.
- Nils J, van Geel C, van der Auwera C & van de Velde B. Diagnostic value of five clinical tests in patellofemoral pain syndrome. *Manual Therapy,* 11(1): 69–77, 2006.
- Noble J & Erat K. In defense of the meniscus: A prospective study of 200 meniscectomy patients. *Journal of Bone and Joint Surgery,* 62-B:7–11, 1980.
- Novak CB, Lee GW, Mackinnon SE & Lay L. Provocation testing for cubital tunnel syndrome. *Journal of Hand Surgery,* 19A:817–820, 1994.
- Nunn I & Gregg AJ. Peak expiratory flow in normals. *British Medical Journal,* 3(5874):282–284, 1973.
- O'Brien SJ, Pagnani MJ, Fealy S, McGlynn SR & Wilson JB. The active compression test: A new and effective test for diagnosing labral tears and acromioclavicular joint abnormality. *American Journal of Sports Medicine,* 26(5):610–613, 1998.
- Oliaro S, Anderson S & Hooker D. Management of cerebral concussion in sports: The athletic trainer's perspective. *Journal of the National Athletic Trainers' Association,* 36(3):257–262, 2001.

- Parentis MA, Mohr KJ & ElAttrache NS. Disorders of the superior labrum: Review and treatment guidelines. *Clinical Orthopaedics,* 400:77–87, 2002.
- Park HB, Yokota A, Gill HS, Rassi GE & McFarland EG. Diagnostic accuracy of clinical tests for the different degrees of subacromial impingement syndrome. *Journal of Bone and Joint Surgery,* 87-A(7):1446–1455, 2005.
- Perrin DH. Athletic Taping & Bracing. Champaign, IL: Human Kinetics, 1995.
- Plint AC, Bulloch B, Osmond MH, Stiell I, Dunlap H, Reed M, Tenenbein M & Klassen TP. Validation of the Ottawa ankle rules in children with ankle injuries. *Academic Emergency Medicine,* 6(10):1005–1009, 1999.
- Putman LA. Alternative methods for football helmet face mask removal. *Journal of Athletic Training,* 27(2):170–171, 1992.
- Rayan GM & Jensen C. Thoracic outlet syndrome: provocative examination maneuvers in a typical population. *Journal of Shoulder and Elbow Surgery,* 4:113–117, 1995.
- Richter J, David A, Pape HG, Ostermann PA & Muhr G. (abstract) Diagnosis of acute rupture of the anterior cruciate ligament. Value of ultrasonic in addition to clinical examination. *Unfallchirurg,* 99(2):124–129, 1996.
- Robert MA et al. Development and validation of a screening instrument for bipolar spectrum disorder: The mood disorder questionnaire. *American Journal of Psychiatry,* 157(11):1873–1875, 2000.
- Rodriguez JO, Lavina AM & Agarwal A. Prevention and treatment of common eye injuries in sports. *American Family Physician,* 67(7):1481–1488, 2003.
- Rose S, Draper DO, Schulthies SS & Durrant E. The stretching window part two: Rate of thermal decay in deep muscle following 1 MHz ultrasound. *Journal of Athletic Training,* 31:139–143, 1996.
- Rubin E & Farber JL. Pathology (2nd Ed); Philadelphia: JB Lippincott Co, 1994.

- Rubinstein RA Jr, Shelbourne KD, McCarroll JR, VanMeter CD & Rettig AC. The accuracy of the clinical examination in the setting of posterior cruciate ligament injuries. *American Journal of Sports Medicine,* 22:550–557, 1994.
- Russell A, Maksymovich W & LeClerq S. Clinical examination of the sacroiliac joints. A prospective study. *Arthritis and Rheumatism,* 24:1575–1577, 1981.
- Sallay PI, Poggi J, Speer KP & Garrett WE. Acute dislocation of the patella. A correlation pathoanatomic study. *American Journal of Sports Medicine,* 24:52–60, 1996.
- Sandberg R, Balkfors B, Henricson A & Westlin N. Stability tests in knee ligament injuries. *Archives of Orthopaedic Trauma Surgery,* 106(1):5–7, 1986.
- Sander R. Otitis externa: A practical guide to teatment and prevention. *American Family Physician,* 63:927–936, 941–942, 2001.
- Scholten RJ, Deville WL, Opstelten W, Bijl D, Van der Plas CG & Bouter LM. The accuracy of physical diagnostic tests for assessing meniscal lesions of the knee. *Journal of Family Practice,* 50(11):938–944, 2001.
- Smith AM & Milliner EK. Injured athletes and the risk of suicide. *Journal of Athletic Training,* 29(4):337–341, 1994.
- Sports Medicine Secrets NJ Dept of Education Athletic Pre-Participation Physical Examination (2005).
- Stankovic R, Johnell O, Maly P & Willner S. Use of lumbar extension, slump test, physical and neurological examination in the evaluation of patients with suspected herniated nucleus pulposus. A prospective clinical study. *Manual Therapy,* 4(1):25–32, 1999.
- Starkey C & Ryan J. Orthopedic & Athletic Injury Evaluation Handbook. Philadelphia: FA Davis, 2003.
- Stiell IG, Greenberg GH, Well GA, McDowell I, Cwinn AA, Smith NA et al. Prospective validation of a decision rule for the use of radiography in acute knee injuries. *JAMA,* 275:611–615, 1996.

- Stratford PW & Binkley J. A review of the McMurray test: Definition, interpretation, and clinical usefulness. *Journal of Orthopedic and Sports Physical Therapy,* 22(3):116–120, 1995.
- Suenaga E, Noguchi Y, Jingushi S, Shuto T, Nakashima Y, Miyanishi K & Iwamoto Y. Relationship between the maximum flexion-internal rotation test and the torn acetabular labrum of a dysplastic hip. *Journal of Orthopaedic Science,* 7:26–32, 2002.
- Sundgot-Borgen J. Weight and eating disorders in elite athletes. *Scandinavian Journal of Medicine & Science in Sports,* 12(5):259–260, 2002.
- Swartz EE, Nowak J, Shirley C & Decoster LC. A comparison of head movement during back boarding by motorized spine-board and log-roll techniques. *Journal of Athletic Training,* 40(3):162–168, 2005.
- Szabo RM & Slater RR. Diagnostic testing in carpal tunnel syndrome. *Journal of Hand Surgery,* 25(1):184, 2000.
- Tennet DT, Beach WR & Meyers JF. Clinical sports medicine update. A review of the special tests associated with shoulder examination. *American Journal of Sports Medicine,* 31:154–160, 2003.
- Tetro AM, Evanoff BA, Hollstien SB & Gelberman RH. A new provocation test for carpal tunnel syndrome. Assessment of wrist flexion and nerve compression. *Journal of Bone and Joint Surgery,* 80(3):493–498, 1998.
- Tigges S, Pitts S, Mukundan S Jr, Morrison D, Olson M & Shahriara A. External validation of the Ottawa knee rules in an urban trauma center in the United States. *American Journal of Roentgenology,* 172(4):1069–1071, 1999.
- Tong HC, Haig AJ & Yamakawa K. Spurling test and cervical radiculopathy. *Spine,* 27(2):156–159, 2002.
- Torg JS, Conrad W & Kalen V. Clinical diagnosis of anterior cruciate ligament instability in the athlete. *American Journal of Sports Medicine,* 4:84–93, 1976.
- Ure BM, Tiling T, Kirchner R & Rixen D. Reliability of clinical examination of the shoulder in comparison with arthroscopy. *Unfallchirurg,* 96:382–386, 1993.

- Valovich TC, Perrin DH & Gansneder BM. Repeat administration elicits a practice effect with the balance error scoring system but not with the standardized assessment of concussion in high school Athletes. *Journal of the National Athletic Trainer's Association*, 38(1):51–56, 2003.
- Van der Wurff P, Meyne W & Hagmeijer RHM. Clinical tests of the sacroiliac joint. *Manual Therapy*, 5(2):89–96, 2005.
- Vegso IJ & Torg JS. Field evaluation & management of intracranial injuries. Athletic injuries to the head, neck, & face. St. Louis: Mosby-Year Book:226–227, 1991.
- Viikari-Juntura A, Porras M & Laasonen EM. Validity of clinical tests in the diagnosis of root compression in cervical diseases. *Spine*, 14:253–257, 1989.
- Wainner RS, Fritz JM, Irrgang JJ, Boninger ML, Delitto A & Allison S. Reliability and diagnostic accuracy of the clinical examination and patient self-report measures for cervical radiculopathy. *Spine*, 28(1):52–62, 2003.
- Wainner RS, Boninger ML, Balu G, Burdett R & Helkowski W. Durkan gauge and carpal compression test: accuracy and diagnostic test properties. *Journal of Orthopaedic and Sports Physical Therapy*, 30(11):676–682, 2000.
- Walsh KM, Bennett B, Cooper MA, Holle RL, Kithil R, & Lopez RE. NATA Position Statement: Lightning Safety for Athletics and Recreation. *Journal of Athletic Training*, 35(4):471–477, 2000.
- Walsworth M, Mills III J & Michener L. Diagnosing suprascapular neuropathy in patients with shoulder dysfunction: A report of 5 cases. *Journal of the American Physical Therapy Association*, 84:359–372, 2004.
- Witt C. Detecting developmental dysplasia of the hip. *Advances in Neonatal Care*, 3(2):65–75, 2003.

- http://hcdz.bupa.co.uk/fact.sheets/html/kidney_stones.html
- http://health.allrefer.com/health/skull-fracture-symptoms.html
- http://www.acsm.org
- http://www.afp.org/afp/991101ap/2027.html
- http://www.askdrsears.com/html/8/T083200.asp
- http://www.emedicine.com/neuro/topic581.htm
- http://www.epipen.com
- http://www.footballfoundation.com/news.php?id=366
- http://www.healthline.com
- http://www.nlm.nih.gov/medlineplus/ency/article/000793.htm
- http://www.ocfoundation.org
- http://www.poison-ivy.org/rash/rash-1.htm
- http://www.spine.org/articles/stingers.cfm
- http://www.tsa-usa.org/aboutts.html
- http://www.uwosh.edu/phys_ed/athtrain/program

찾아보기

Notes

Davis 노트 시리즈

손안의 임상 지침서

- 당신이 필요로 하는 임상에 필수적인 정보
- 포켓 사이즈의 안전하고 효과적인 의료 전달의 도구

스포츠 현장, 체육관, 아이스링크 등 어느 곳에서나 **스포츠 노트**를 참고하라. 이 책은 선수의 여러가지 상황에 신속하게 대처하기 위해 필요한 중요한 정보로 가득차 있지만, 어디서나 들고 다닐 수 있는 작은 책이다.

- 바로 찾아 볼 수 있는 8개의 항목
  - 선별검사
  - 장비
  - 응급
  - 피부
  - 정형
  - 병리
  - 물리치료
  - 테이핑 및 감기
- 250개의 그림과 사진으로 한 눈에 내용 파악이 가능

스포츠 노트는 주머니 속 가득한 자신감이다.

다른 Davis 노트 시리즈

정형 노트 · 선별검사 노트

재활 노트 · 신경 노트 · 피부 노트

www.FADavis.com

ISBN 978-89-7224-230-7

정가 14,000

Inches

Centimeters